Subtle Aromatherapy

芳香精油心靈能量處方

英國倫敦芳香療法學校創辦者
派翠西亞・戴維斯◎著　盧心權◎譯

導　讀

大自然是我們生命的泉源，它生長萬物，扶持我們的生活。在藍天白雲裡，在青山綠水中，大自然的呼喚和回音在蕩漾著，如同回到萬有之源，靈魂的子宮中。

許多人稱地球爲大地之母，因爲祂實在有著數不清的寶藏想傳遞給我們，讓我們成長，讓我們的生命豐富起來，享受這段在地球的美麗時光。

大自然總是處處在取悅我們，希望我們從悲傷、痛苦甚至疾病中走出來，於是在祂的心田中，播下了許多療癒的種子，讓這些在地球花園中遊玩的孩子們，不管是心靈的傷或是肉體的病，都能藉著祂的撫慰而得到療癒。

這本書就彷彿是一把進入這療癒花園的鑰匙，作者派翠西亞是名經驗豐富充滿愛心、探索心的能量療癒師，在她的工作中，把一般對花草在肉體上發揮作用的特性，延伸到改善人類精神內涵的領域中；也可以說，藉由了解花草世界中的生命，接觸它們透過香氣、色彩所輻射出來的頻率，我們可以重拾與自然的融合，和充滿創造之愛的心靈，不僅使我們擁有身心的健康，還能開闊精神的視野，從當中學習自然的智慧。

我想，這是派翠西亞在已有其他衆多芳香療法的出版品後，仍致力於著作此書的原因，一來是傳遞她在療癒世界的經驗，二來是爲在物理基礎上對芳香療法已有操作經驗的人，提供另一種探索的空間。不過，也就如她所言，直覺性的靈性療癒，到理性的知識分析科學，都是一個想在靈性和物質間尋求整合和圓融運用的人，應開敞面對、不可偏廢的課題。在這形形色色的治療途徑和見解中，找到自己的平衡和運用的智慧，是藉療癒苦痛走入精神開悟的必經之路。

　　這些美麗而充滿聖愛的心靈能量處方，是大自然給我們的贈禮，藉由此書，你不僅找到健康與活力，你還會看見充滿花香鳥語的和平新世界。

胡雅沛

1999/9/5　於花蓮

前　言

我所匯集在這本書中的資訊，是從許多不同的途徑得來的：來自我身爲芳香療法治療師及精油日用者的私人經驗；來自與同行及朋友們的經驗分享；來自大量涉獵其他利用植物能量的方法；來自我畢生對神話、童話故事、民間傳說及人類學的關注；來自我個人的靜坐體驗，以及深刻感應的直覺。這本書中的某些資訊是直接通靈得來的，因此在寫作將盡之際，我所知的比初始時還多，我由衷地感謝這份禮物。

此外，這些精油也都是我的老師。你將在此見到的許多部分，都是我藉由直接使用這些精油而學來的。每當使用到某一種特定精油時，我總會把那種精油置於我身旁的桌上，聞它，倒出一滴來，並且看著它，讓我自己敏銳地接收到那種精油的顏色、質地、氣味及「性格」所告訴我的訊息。有時我覺得十分驚訝：我所發現的關於那種精油的精微屬性，經常不是我原先所預料的。

我誠摯地建議你也這麼做。以敏感及開放的心，來著手使用這些精油，看看它們能告訴你些什麼關於它們自己的事。你的體驗也許不會與我的相同，而你我的體驗在不同時刻也不必然會相同。所以，請把這本書當作一般性的入門書，以及你個人探索的起點。

書中有些資訊是你自己可以在許多不同地方找到的，但我相信這是這些資訊首度被集結在一本書中。除了寫這本書時，經由通靈得來的資訊之外，也有我早先因怕其被誤用，而只與値得信賴的同行們分享的資訊。但是現今對精微治療法的需求比以往更大了。一種靈性覺醒正在這星球上傳開，而那些持有秘傳知識的人則迫切地覺得，這些秘傳知識必須分享給那些眞正在探索它們的人知道。

我認爲精微芳香療法，是那向我們開放著的，有助於個人及靈性成長，幫助我們的客戶及朋友朝向身體、心理及靈性整合的許多途徑之一，所以我在此陳述出所有我在這領域中學到的事。我不會自許爲專家：雖然要學的還有很多，但我卻覺得，必須把我所知的分享出來。

願所有生靈均安康。

願所有生靈均快樂。

願所有生靈生活皆太平。

透特尼　於得文島

盛夏日，1991 年

目　錄

第 *1* 章

何謂精微芳香療法?

何謂精微芳香療法？用這個辭語時，在我心中主要想到的，是以非身體層面的方式，來使用精油。精微芳香療法使用精油來影響精細體(subtle body)、心靈（psyche），甚至靈魂。在這麼做時，使用者是在利用精油那精微、充滿活力或振動的特質，而非其物質屬性。這個辭語可以用來指涉藉著利用精油來影響受治療者的精細體或能量體(energetic body)，來治療其身體。所以精微芳香療法可以被描述爲某種形式的頻率治療法(vibrational healing)。精微芳香療法也含括了使用精油來輔助冥想、肯定詞練習(affirmations)、觀想以及所有立基於內在工作的幫助轉化之技法。

因爲精油具有多樣性，故可運用在許多不同的方式上。當精油配合按摩使用（而這也是我應稱其爲「傳統」芳香療法的最重要的應用手法），來治療種種身體不適時，它們會以一種非常溫和卻有效的方式，來對身體作用。然而，這仍是一種身體層面的治療法，而其本身也不是此書的主要焦點——雖然身體層面的芳香療法常常能在較不那麼有形的層次上，產生深刻而有益的效果。許多客戶描述，在接受這樣的治療後，有一種受到提昇或釋放掉焦慮的感覺，但這仍然不是精微芳香療法。

在精微芳香療法中，治療師也許根本就不碰觸受治療者的身體，或者也許會把精微芳香療法的原理納入雙手能量療法中。在某些情況中，可能根本不需要治療師，例如在精油燈及香薰燈中使用香料來輔助冥想，或將香料用於淨身浴中。

在精油的某些應用方式中，能無誤地被描述爲精微芳香療法的，有氣場按摩(auric message)、脈輪平衡、隔空治療(absent healing)、行星治療、冥想、儀式、宗教儀典，以及利用精油來幫助人格及靈性層面的自我成長。上述這些方式，絕無包含所有的可能性：你很可能恰巧發現自己被導向其他我尚未覺知到的方法。從事精微芳香療法，並沒有所謂「正確」或「錯誤」的方式。你若以誠正及敏感之心來從事，無論是以什麼方式來做，你的工作都是正確的。

在過去的十年間，傳統芳香療法已較從前的任何時候更廣泛地被實行、研究及描述。幸有新近及持續的研究調查，使我們現在擁有大量關於精油之物質屬性及療效的知識：它們的化學組成、它們抗逆特定細菌及病毒的效用；爲何某些精油是危險的；它們是如何進入血管的；它們如何影響身體各器官；嗅覺機制；甚至一點點關於它們如何影響腦部的知識。新的精油不斷被發現，也如我們原先所知的精油一般，被推介出來。更多的書籍被撰寫出來，更多老師周遊世界，分享他們的學問。這並不必然會使我們成爲比我們的祖先們（其見識大部分是基於幾世紀以來所累積的經驗）還要好的芳香療法治療師。但卻會使我們成爲資訊較靈通的芳香療法治療師，抑或更爲「科學的」的芳香療法治療師，雖然這樣究竟是好是壞，仍是許多討論及某些爭論的主題。

而與有關身體的芳香療法逐漸增加的事實資訊並行的，則是一種日益增長的，想了解精油非身體層面療效的渴望。精油對心識(mind)的產生的作用，當然比其對身體層面的作用更難研究，並且能有更多不同的詮釋。我們知道一些關於腦的物理結構如何接收及詮釋來自嗅覺細胞的資訊，甚至關於吸入精油時腦部活動是如何變化的的一些事。但腦並不等於心識，沒有任何物理調查能告訴我們心識是如何運作的，更遑論精油如何影響心識了。

心理學的研究能幫助我們了解有關心識活動的某些事，但對於任何有關精油與人類心識是如何互動的知識來說，我們無法研究其活動，只能觀察結果。我們可以親自使用某種精油，並注意其對我們心情、心理狀態或情緒的影響；紀錄我們的客戶在使用各種不同精油後的感覺；親自與其他治療師交換資訊或研讀他們的體驗，以及——如就精油的身體層面效用來說亦然——善用自有精油、草藥及其他芳香植物之書面紀錄以來的大量經驗。

傳統知識是所有現代實行法建立的基礎，不應被輕率地摒棄。舉例來說，某本現代的教科書描寫某種精油是抗抑鬱的，而我們發現某本古代的草本誌陳述，萃餾出這種精油的植物能「使人心情愉快」；它們正是以其個自歷史時期之術語，來言說完全相同的事。

當我們想研習精油最精細的作用時，所能學的就更少了。如果對心識的研究是充滿困難的，那麼，對於精細體以及靈魂或者(如果你喜歡)大我或人類靈性的研究，就更爲困難了。如果你想學習精油及植物之精細或靈性的內涵，在現存的芳香療法文獻中，你幾乎找不到什麼可以幫助的資料。你將需要探索許多宗教的聖書(holy books)，神秘主義者、鍊金術士及占星學家的著作，神話及傳說，鄉野故事，童話，寓言故事，甚至老婦人們口中的故事，來查詢有關神聖植物、焚香、膏油、「魔」藥、萬靈丹及草本護身符的資訊。你也需要把這些原始資料篩選一番，把會讓人混淆的糟粕部分及江湖郎中的作品，給淘汰掉，並且拋棄掉關於我們所知的危險性精油的參考文獻(要牢記，早期用法中所指的，可能是那處理起來比較安全的新鮮或乾燥的植物)。較早期文明的知識極能充實我們的心識，因爲那些所謂「原始」文明國家中的人，在世俗及靈性生活中，通常都比我們現代人，與土地及植物更爲親近，

然而，這些原始資料卻無法代替個人經驗。將精油當作一個人自我成長或靈性發展的輔助，或在精油的輔助之下，不藉手觸式的治療法，便達到療癒，都是學習它們有那些效力的最確定的方法。次佳的方法，則是聽取其他一直在以這些方法使用精油的芳香療法治療師的經驗。目前，這樣的個人間的交流，便是精油的精微或靈性屬性之所以傳播的主要方式，因爲有關它們書寫資料實在太少了。

雖然大部分傳統芳香療法的訓練課程包含了關於精油與心識間的課題，但在訓練未來的治療師時，只有極少數的老師們，會提供有關精微使用法方面的指導。或許這樣也不錯，因爲我認爲在試驗精油更秘隱的使用方法前，能對傳統芳香療法先有完整的瞭解，是很好的。

當然，要在傳統芳香療法及精油的精微使用法間畫清界限，是不可能的，而某些治療師則是「偶然地」自行發現了這些使用方法。這通常是在治療師與接受治療的人在靈性上有所覺知時發生的，他們可能是規律練習靜坐的人、通靈人，或能以某種方法接通精微的能量。於是一節原意在影響身體或心理／情緒層面的按摩，很可能開始對另一個次元作用了。受治療的當事人，可能會描述看到顏色或光，或有一種飄浮感，好像按摩床已被移開似的。這些都是最常有人描述的體驗，而有一小部分的人，則描述了前世回溯、出體狀態、栩栩如生的視覺印象或類似深沈靜坐時的心理狀態。這些體驗常爲人帶來深沈極樂之感覺。

在我自己的工作中，或作爲接受芳香療法按摩的當事人時，我曾體驗或目證所有這些。我認爲這些經驗是非常重要的，因爲它們是未曾被預料到的，而這也駁倒了懷疑論者的聲言：「你會感覺到它，只因爲它是你期待去感覺到的」。

這樣的一些體驗，通常被當作一個人可由此開始探索精油用途的其他可能性之起點。我們可以藉著精油在身體或心理層面的效用，推斷出其他類比效用，而導出這些可能用途來，而這些類比效用是對於當精油被以更精細的來使用時可能會發生的作用的可貴指示。

然而，當我們進入新時代的黎明時，愈來愈多人覺得被吸引在精微層面上使用精油，而這些人未經歷過先以傳統學徒身分來學習精油在身體層面之應用方式，所以沒有任何基礎來開始精細層的工作。這樣的人包括了治療師、水晶工作者、冥想者、眼通者以及其他人。他們也許已有在冥想團體、會議或工作坊中使用精油的經驗，或曾讀過關於精油的一些資料，而引起他們的興趣，並暗示出其與他們專精領域可能相關的部分。

其他確實已體驗過精油的身體層面應用的人，感覺到一種想由這基礎再前進的需要。隨著世間對我們靈性歸路有著益發的覺知時，許多在實行身體層面療法的人，被吸引去以一種不是直接在身體層面運作的方法來從事工作。他們可能會想將把一種靈性或精微的元素併入他們原先從事的工作中，或著他們也可能最後竟想完全地改變他們工作的模式。

我邀請每一位想探索精油的精微用法的人，一同來分享我的發現之旅。

第 2 章

振動治療

宇宙中沒有任何事物是靜止不動的。

巨大的恆星搏動著，它們的行星繞著它們運轉，雲氣漩迴著，星星爆發生成或粉碎毀死。在屬於我們的行星地球上，觀察風與海洋的經常性活動是很容易的，而補捉巨大山脈的活動，則較不那麼容易。但是地球本身則是恆動的。就如她在太空中無盡的週期性舞動，她在自身內也移動著。大陸緩慢但卻無情地搬移著，熱泉由地殼中沸出，熔岩流動著。有時當這活動猛烈時，我們稱其爲地震，即便在最大的寂靜中，地球本體的每一個微粒，也都在移動著。最巨大的山脈以及最堅定不移的磐石之內的每一個原子，也都在移動著。

原子之舞反映出太陽系的舞動，因爲每一個原子之內的粒子，都繞著中子——原子的太陽——而旋轉。這些活動中沒有任何一個是隨意的；每一個原子內的移動模式，都如行星在其軌道上運轉一般地有組織與不可動搖。

當我們注視活的生物體時，那樣的模式便變得更明顯了。舉例來說，在人體內，心臟把血液搏入血管，淋巴則沿著其自己的通道流動，空氣流入並流出肺臟，小小的電的脈衝沿著神經道迅速地進出腦部。即使當身體完全寂靜時，心臟仍然會跳動，而肺臟也會兀自地成空、充滿，毋須我們意志的作用。

如果我們鉅細靡遺地去檢視身體，會看到其無數的細胞，都以其自己的生命模式而振動著；細胞的每一個微小構成要素，都繞著其中心而舞動。細胞的內在之舞並不比原子的內在之舞更隨意。舉例來說，就如同每一個氧原子與其他氧原子隨著同樣的韻律起舞，但卻與金原子或氮原子的韻律不同一般；腦細胞也進行著其自己的舞蹈，與心臟細胞的舞蹈有所不同。

人體中的每一個細胞生來就知曉其自己的舞蹈，知曉那甚至在懷孕之前便註定了的模式；每一個細胞在其遺傳資材中都載有這模式的暗碼，並在新細胞接著生成時，將之傳遞給新細胞。

當科學發現更有力的方式，來使不可見的變得可見時，我們便可以看到細胞運動那精緻的和諧。舉例來說，在電子顯微鏡上可以看出，細胞之舞示現出美麗而對稱的圖樣。這樣的和諧即是細胞健康的反映，也是那樣的健康的源頭，因爲只要細胞照著其有秩序的舞蹈而移動，那個細胞的每種功能，都將以一種有秩序的方式而起作用，而這就是我們所體驗到的健康狀態。如果這秩序崩解掉了，而細胞中的舞動變亂了或變得與其預定的圖樣不同，那麼這細胞的功能便也會受到擾亂，而不適(dis-ease)的狀況便會隨之而來。這樣的狀況也可以在縮影照片上看出：不適的細胞被扭曲了，它並沒有健康細胞所帶給我們的那種美與對稱的感覺。

所有頻率醫療系統，都是基於這些事實而建立起來的。

外科醫學與細胞毒素藥品(cytotoxic drugs)，都意在移除或宰殺掉受病的細胞。諸如像超音波或放射線療法(radiotherapy)這樣的技術，便是將其自身的振動模式加諸細胞上，用這種方式，來把一個不適的活動模式，改變爲一種和諧的模式。無論是人造的或合成的醫療藥品，都會藉由在物理層面上將新的成分及新的振動頻率引進細胞結構中，而影響細胞的振動。

但是精微芳香療法以及各種可以被稱爲頻率治療法的體系或療法，都意在藉著精微的方法，利用我們可能會看作是和緩的說服的方式，來輕輕推觸這些不和諧並因此而不適的細胞，以重復和諧，使其歸回其原初的振動模式，並因此而重復健康。

我想請你想像有上百對舞伴在一個很大的舞廳中跳著抒情華爾滋。每一對都沿著自己的軸，順暢的旋轉著，同時也和其他對舞者一樣，向著房間中同樣的方向前進周循著。所有人都順著管弦樂團所奏出的同樣節奏而移動著，我們可以合理地假定，每個人都是快樂而放鬆的。突然，一位入侵者闖入這舞廳中，並且用狂暴的言語及姿態騷擾其中一對舞者。其他舞者連忙脫離正軌，以避開這場爭執，但在這麼做時，他們撞到彼此，而被迫停下來。也許他們會憤怒地對這瓦解掉他們的快樂的事作出反擊，而一群生氣、咆哮著、揮手作勢的人們，很快地便把這位入侵者包圍起來。喧鬧聲不斷增加，直到沒人能聽到任何音樂，而舞蹈也停止進行了。也許此時之前，拳頭已開始滿天飛，而某人已被弄傷。而現在，保鏢出場了，一把抓起入侵者，並且強力地試著把他逐出舞廳。這入侵者抗拒著，當然也粗暴地搖動著、叫喊著。也許他會受傷，也許這些保鏢會受傷，也許某些旁觀者也會受傷，但最終，他終究被逐出門外，沒入夜色中，而舞廳於是重復平靜。也許這舞將會繼續，但也許現在每個人都已被搞得心煩意亂，而不想再跳舞了，而管絃樂的指揮也決定要收拾東西準備回家了。

但是現在，如果你願意的話，想像在場的這些人中，有一位氣質十分沈穩，但性格卻極爲有力的人，沈著卻有說服力地對這位入侵者說話，並且說服他站到一旁去，談談他心中的牢騷。也只有少數的其他舞者知道發生了某件不尋常的事。只有那些最接近這場景的人知道有些不對勁，但他們很快地便能繼續他們高貴的舞蹈了。這管弦樂團繼續演奏，每一個人都能聽到音樂，而這舞廳持續未被打擾，直到舞者疲累而快樂地準備回家。

當然，那會是一個比較快樂的解決方式，但如果一位較爲覺知的朋友能在舞廳的夜晚活動前，便先注意到這位可能入侵者的憂傷，並採取行動來使他變得較爲快樂、鎮定，那麼就更好了。如此一來，根本就不會有任何騷動發生了。

你也許可以把這小小的情節想像爲對疾病及我們試圖去治療它的種種方法的寫照。我們不能否認，保鏢們做了很有效的處理工作，但我們許多人仍會比較喜歡看見這入侵者在任何麻煩產生前，被以一種較溫和的方式勸離；而要是能得到某種方式的幫助，就更好了。

頻率治療法所考慮到的是，被擾動的振波，通常在疾病在肉身層面顯現的許久以前，便在精細體中形成了。溫和地幫助這些振波在疾病發生前，重復其原初的和諧狀態，當然會比耽擱到需要利用藥物、外科手術、或其他侵入性的方法來補救時才處理來得更好。即使當身體上的疾病已經生發了，其狀況也能因改變精細的能量而得到扭轉。我確信你曾讀過一些在病人實行療癒性的觀想技術後，惡性腫瘤竟消失了的案例，或是一些顯然「無望的案例」在放棄了傳統醫療後，被治療師治癒的例子。

去了解受擾動的振動在身體層面療癒似乎已發生之後，仍能停留在精細體中，是很重要的。復原狀況緩慢，舊病復發或無法得到完全的療癒，可能全因這種現象所致，所以若能在外科手術、車禍、跌倒或任何會擾亂到存在於精細體及肉體間之精細平衡的事件發生後，找出一位從事某種精細的治療法的治療師，是很明智的。

在探索可被稱作振波治療法的一些技法前，我想先檢視一下振動(vibration)這個概念本身的意義。所有的振動都是一種動，但並非所有的動都是一種振動。諸如走路、舞蹈、開掘花園這樣的動，便不是振動，而岩石滾下山坡或車子在高速公路上快行這樣的機械式運動，也非振動。

我們可以把振動界定爲不斷重覆而毫無變化的連續性細微運動。如果這運動確實變化了，它就整個一起變成了另一種不同的振動。

我們無時無刻不被振動所包圍著。我們對外在世界的感知便仰賴於它，而我們的感覺器官——眼、耳、鼻——事實上都是能接收各類振動的微調的接收器。我們的眼睛檢測出以顏色形式向我們顯現的所有種類的光的振波；我們的耳朵接收到聲波，而一直到最近才顯示出，我們的鼻子以非常相同的方式，藉著回應不同香味分子的振動，來察覺氣味。

在顏色、聲音及氣味間，可以做出許多的類比來。我們說聲音高或低，和諧或不和諧。而一位視覺藝術家也會用同樣的詞彙，來描述顏色及顏色的組合。香水商以及芳香療法治療師也借用同樣的音樂語言來描述香味(它們是難以用言語來形容的)。我們會說某種精油有高或低的「音符」，而這是在大約一百年前，被詳盡闡述爲一套最高音、中音及基礎音的精簡理論；一位名叫普力撒(Piesse)的香水專家，把氣味像音譜一樣，作成譜表。我們也會用畫家的字彙，例如運用「綠色的香味」或香水的「最明亮部分」這樣的字眼，來描述香味。我們會混合數種精油，來創造出一種新的芳香，正如同畫家將各種顏料混合起來，創造出不同顏色一樣。

治療師們用這些類比來使治療符合客戶頻率上的需求，或將兩種或更多種療法結合時。舉例來說，愈來愈多的人們現在將顏色療法及芳香療法結合起來運用，而他們發現顏色及香味間的類比，常常能暗示出些什麼。一個需要粉紅色光的人，可能也很需要一種「粉紅色」頻率的精油。沒有任何一種精油照字面意義嚴格說來，眞的是粉紅色的，但是有些精油的頻率卻適合被稱作「粉紅色」的。(《植物的療癒能量》一書中，有更詳盡的探討。)

治療師會選擇某種特定的顏色、聲音、香氣等等，乃是因爲它的振動頻率與前來求助的人的需求相符。這可能是在加入所缺之物，或強化現有之物，以溫和地改變現存的振動，但最終的目的，則總是在創造出一種和諧的狀態，因爲就如我們先前所談到的，不調和的狀態會造成疾病。

有些在頻率治療這個領域從事工作的業者，會運用有形的物質以及以雙手能量治療的技法，而其他的人則不然，但他們所共有的一件事是，他們都意在用某種方式來改變振動頻率或能量模式。在共同運用這種精細方法的這些治療法或系統中，有巴赫醫生花朵療法(Dr. Bach Flower Remedies)，其他有花精療法以及寶石萬靈丹(Gem Elixirs)、同類療法、針灸療法、水晶療法、脈輪平衡法、射電電子學、靈療，當然還有精微芳香療法。

這些療法中，有一些是利用素材或儀器來以某種方式傳導療癒能量，而另一些則與「純」能量有關。

當一位針灸師把針刺入謹慎選出的穴道(meridian points)時，其目的不是在影響針所刺入之處，而是意在影響氣(能量)在這個經絡(meridian)中的流動。經絡無法像神經或血管網絡那樣地被辨識出。由一個唯物論者的觀點來看，經絡是不存在的，然而這卻是一個極爲有力的療癒系統。病人的氣的振動狀態被改變了，而也就是這氣在對身體作用，造成療癒。

即使當治療涉及藥物的攝取，諸如同類療法藥品或花精時，也都不是意在直接對某個特定器官或身體系統作用，事實上，有著科學化心智的人們主張，這些治療法中沒有一種能夠影響身體，因爲在它們之中，沒有一種含有花、礦物或其他製出它們的物質的任何可測量的部分。但如果身體的療癒需要發生，那它就會發生。爲什麼呢?因爲這些藥物其內包含了這個植物或其他原料的療癒振波，而就是這些振波在從事治療。它們不會直接地影響組成我們身體的物質，但卻會重建精細體中的和諧，而一旦這樣的和諧達成了，身體的療癒通常便會隨之發生。

當我們在看待精微芳香療法時，情況便有一些不同了，因爲精油是非常精鍊的植物萃取物，能對身體產生可觀而直接的效用(但更進一步來說，如果使用不當，也會造成很大的傷害)。當我們以與運用在傳統芳香療法上相同的方式來運用精油時，精油會進入血管中，並對身體造成證明得出來的影響(雖然沒有人能否認傳統芳香療法對精神層面的極大裨益)。要使其變爲精微芳香療法，我們必須以完全不同的方式，來處理精油。傳統芳香療法治療師用極小量的精油來從事工作，在應用時，大多把精油稀釋到約百分之三的劑量，而要從身體層面的芳香療法轉變到精微芳香療法，這些小量的精油，則須更進一步地被稀釋。稀釋到劑量爲半個百分比的精油，恰好是在大部分權威們認爲能帶來任何身體層面影響所需的劑量之下。事實上，治療師也許根本就不會把精油敷在接受治療者的皮膚上，而會在距身體有一段距離之處從事治療。理論上來說，這樣做是根本不會有效的。而要了解爲何它竟會有效，則需要去細想精油的本質。

這些都是非常複雜的混合物，結合了植物細胞中的許多不同物質，創造出那種植物獨特的油的特定香氣與屬性。這些混合物都是由香氣分子所作成的，每一種都有其獨特振動頻率，而也就是這些分子的振動，使我們鼻子中的嗅覺細胞測出氣味的。與聲、光的振動相比，這是一種物質波動。但是精油也由其母體植物中攜來了一種能傳達這種植物的若干生命能的振動，而我們在精微芳香療法中所利用的，也就是這股能量。

你也許可以把它想成一種更高形式的振動。回顧我稍早所用的音樂上的類比，你可以說，這些振動是在高多了的音階上共振。

精油的顏色、質地及香氣，可以指引我們了解它們的精微屬性，而會在我們把精油稀釋到低於可能會對產生身體層面效用的臨界點之下時，開始起作用的，則是那股能量，那種較高的振動。雖然稀釋得一點都不比同類療法還稀，但其作卻有著同樣的原理。

傳統療法與芳香療法的另一個重要的不同，在於治療師的意圖。藉著將焦點貫注在精油的精微作用上，我們可以使精油發揮作用。

這帶領我們開始探討思想在頻率治療中的角色。思想本身是一種振動形式。我在此所想到的，並非腦部的韻律或腦細胞的活動，這些都是實際的物質現象；我所想到的，是無形的心智活動。然而思想是所有能量形式中最具力量的一種。

「思想先於形式」(Thought precedes Forms)是一個令人敬畏的觀念，並且是眞的。人類曾創造出來的任何事物，從最粗鈍的石斧到最高貴的交響樂，沒有一件不是創作者先行構思，然後才創造出來的。思想可以殺人，而思想也可以治療。

負面思想創造出負面能量，在精細體中化現爲不和諧的振動，而這種不和諧的狀況能造成疾病。相反地，正面的思想會創造出和諧的能量。

如果人類心識有這樣的潛力，想想看那更偉大的心識，亦即我們所謂的神、佛性(Buddha-mind)、宇宙意識，將有多麼大的潛力。當我們把我們的個體心識放在一旁，並讓那個偉大的心識經由我們而工作時，我們便眞正地成爲了療癒的管道。

第 3 章

精微構造

每一個生物——植物、動物及人類——都有與其物質結構共存的精微構造。這也便是使精微芳香療法及其他振動治療法成爲可能的原因。

在歷史上，人類曾經發現不同探索、描述及運作這種精微構造的方式。其中三種最爲人知的典型，也是現今頻率治療中運用最廣的，很可能就是運用在針灸療法、指壓上的經絡系統，脈輪能量理論，以及人體氣場或能量的理論。當然經絡也許與精微芳香療法關聯最小，雖然有一小部分的芳香療法治療師將精油施用在特定的穴道上，以影響氣(能量)。那構成了部分中醫醫學的陰陽理論，也更廣被西方治療師們所採用。

針灸療法的施行及其相關治療系統背後的整套理論，是非常複雜的，並且反映了道家哲學。它包含了金、木、水、火、土等五大元素的觀念、當然也包含了陰陽及經絡——亦即氣在其中流動的管道——的觀念。所有這些因素都有很微妙的相互關聯。

氣是那充塞宇宙並維持所有生物的生命能或精細能量。出生時，我們將大量的氣隨著我們進入肉身存在，這種氣叫做「先天氣」(Before-Heaven Ch'i)。在我們的生命期中，我們得以藉由呼吸、食物、特定的運動以及靈修，而獲得更多的氣，這樣的氣就叫做「後天氣」(After-Heaven Ch'i)氣。氣經由經絡而傳遍我們整個身體，而經絡共有十二條。

每一條經絡都與身體中一個特定器官或系統有關，雖它們與這些器官的關係多半是象徵性的而非實質性的。舉例來說，肝經與怒氣之間的關聯，相當於它與實際器官間的關聯。每一個器官也與五大元素中的其中之一有關，而與其有關的元素也表達出這個器官的某種能量特質。所有這些都是相互關連的，而器官及其經絡中氣的狀態，則會影響其緊鄰器官的氣的狀態，反之亦然。

經絡是成對作用的，而每一對是由一條陰經與一條陽經所組成的。氣經由陽經從頭到腳地流過身體的背側，而由陰經從腳到頭地流過身體的正面。

陰陽的想法是中醫中最廣爲人知的觀點(而也許也是最常被誤解的)，並且也被併入許多其他精細的療癒系統中。在芳香療法中，把精油畫分作陰的或陽的，是有可能的，雖然這樣的分類並非總能經得起嚴密的細查。我們可以評估看看，接受我們治療的人的能量狀態是偏陽或偏陰的，而這有時也是對他們現在所需治療的有用指示。

陰陽的觀念是一種描述相反而互補的能量狀態的方式，人們認爲陽是熱的、乾燥的、積極的，而陰則是冷的、潮濕的、消極的、內觀的等等，雖然這些都是相對而非絕對的狀態。在所有陽的事物中都有陰，而在所有陰的事物中都有陽，而其平衡則經常在改變。

雖然就如我曾說過的，精微芳香療法只少許地利用了這中國典型，但對其背後原理的某些了解，則能豐富我們對精細能量的了解。在此要對這整套哲學作充分的了解，是不可能的，而對那些想知道更多的人，我推薦泰德・開普特恰克(Ted Kaptchuk)的經典作品《無織者的網〉(The Web That Has No Weaver)。

另一個同樣古老的描述精細能量的方法，則是印度對脈輪或身體中所謂的能量中心的理論，而許多較新的頻率治療法系統也將其包含在內。脈輪理論與精微芳香療法有特別的關聯，因爲許多精油都能影響脈輪能量，並能依所需而增強、削弱或平衡它。水晶治療師也與這些能量產生互動，把種種不同的水晶或寶石與每一個脈輪關聯起來，而這兩個系統可以同時並用，藉著運用有著相似作用的水晶及精油，來產生絕佳的效果，而這兩者並皆能增益彼此的活動。

「Chakra」是個梵文字，意指「輪」(wheel)，而它所要傳達的不只是一個環狀物的觀念，同時也指涉了旋轉，因爲脈輪(Chakra)中的能量不斷在旋轉。許多脈輪遍布著整個身體，事實中有數百個之多，雖然用在治療、觀想及冥想時，大多數人所工作的是位在身體中線的七個主要脈輪(見圖一)，而有些人則會把精細體中(位在頭頂上的區域中)的更高脈輪包括進去。這些是我在這本書中主要將會談到的脈輪，雖我也會簡略地談到位於手、腳以及膝上的脈輪，因爲它們與精微芳香療法也有某些關聯。

在剛剛提到位於身體中央的主要脈輪後，在更進一步

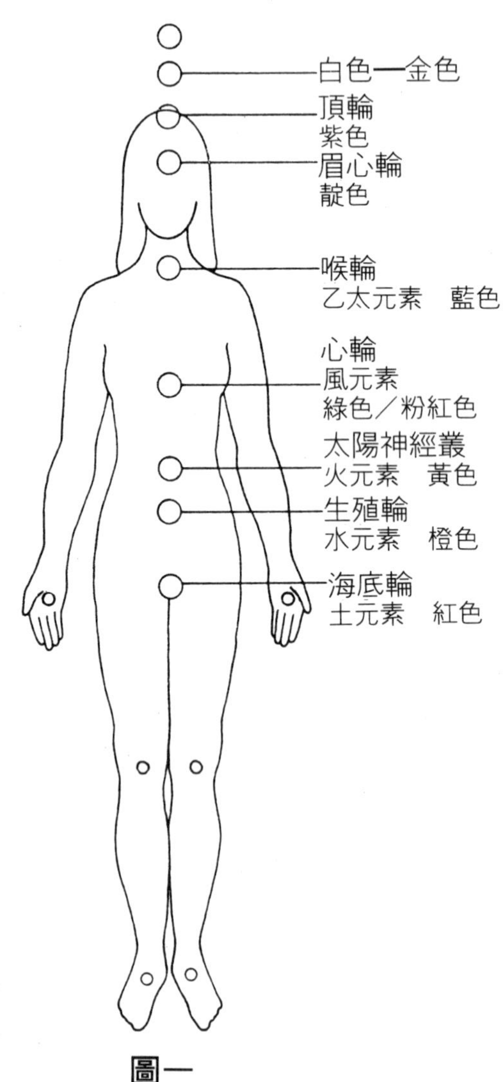
白色—金色
頂輪
紫色
眉心輪
靛色
喉輪
乙太元素　藍色
心輪
風元素
綠色／粉紅色
太陽神經叢
火元素　黃色
生殖輪
水元素　橙色
海底輪
土元素　紅色

圖一

探討之前，我必須先做以下的澄清：人們通常描述這些脈輪是位在脊椎上的不同點上，而在圖表及圖片上，它們通常被顯示在身體的正面。事實上，我們應該把每一個脈輪想像為在所指的高度，恰由身體正面延伸到背面。不僅僅是這樣，每一個脈輪都充分地由可見的物質形體延展到精細體或氣場中。

每一個脈輪都與某種特定元素、顏色、音聲及形狀有關，而這些元素、顏色、音聲及形狀，也表示出那個中心的振動頻率。特別是顏色，通常能指示出各種精油是如何與各個脈輪相關聯的。有些人也把人們認為那個脈輪能對其產生影響的內分泌腺，分別歸派給各個脈輪。這是一個相對來說較新近的觀念——我說「相對來說」，是因為雖然這樣的觀念不是特別新的，但是從脈輪能量被了解的四千年中算來，卻只占了一小部分時間。內分泌腺理論已部分取代了原有將五個較低脈輪與地、水、火、氣、乙太等五大元素連結的系統，而我較喜歡在那個框架中工作，因為它與精微芳香療法有較多的關聯。

在這個脈絡中，最好稱「乙太」為空間、天空上的、或無形的，這幾個稱呼都較接近其梵文原義。以鍊金術所用的術語來說，這物質叫做「第五元素」(quintessence)，對芳香療法治療師來說，有著有趣的言外之意；這個字眼有時會被用作精油的另類名稱(雖然有點不科學)。

七個脈輪中每一個脈輪的特殊振動頻率，都與人類經驗中的某個特定領域有關，從我們基本的物質生存到我們最高的想望，皆包含在內。用精油來治療並調和脈輪能量，能幫助個人實現他們最高的可能性。這是精微芳香療法的一個主要領域，因此我爲此特專闢了一章，而在那一章中，你將發現有關主要脈輪的更詳細的敘述。即便如此，我仍略去了許多古傳知識，儘管只因這些知識與我們對精油的使用沒有直接的關聯。

我所省去的部分，大多是有關梵文字母系統、印度神祇與譚崔密教(Tantra)之象徵的使用，而這些也都是古代對脈輪之了解的一部分。千年來已被人們用許多方式修改，也被納入許多文化之中，而隨著西方治療師與治療師把他們自己的哲學觀點以及二十世紀客戶們的需求帶入這古老傳統中，這系統無疑地將繼續歷經一些精微的改變。儘管如此，對這個系統之由來的了解，卻愈來愈形豐富。有許多有關脈輪的書，而如果你選擇從事精微芳香療法的工作，更進一步的閱讀是很值得的。

這兩個系統都源自於某個特定文化，但同樣古老而顯然共有的，是人體氣場的觀念。(在這本書的別處有談到，不只是人類，動物當然也有氣場，植物也是。)想描繪出氣場的嘗試，散見在古納瓦伙族印第安岩畫、基督教畫像，以及波斯、日本及印度的藝術中，有時是一層光輝或光輪環繞在一位神祇或靈性上師的整個周圍，而更常見的，則是環繞在頭部的光圈。

人們有時會將氣場描述為一個能場，有時描述為精細體；更確切地，是描述為一組精細體。這些體態或各層氣場，被人們在不同時間以不同名稱描述，也被不同的思想學派加以描述，有時會變得十分混淆。

我所使用的這些名稱(見圖二)可能是今日最廣為人知的，雖然它們並不總能與早期文獻中所記述的相符。

少數有心靈能力的人的人，可以看到他人的氣場，但幾乎每一位從事精細治療的人，都能以非視覺性的方式，感應到氣場。用你的手來感覺能量之發散，並不困難——特別對乙太體及星光體的能量發散來說。(如果你尚未曾體驗過這個，你可以試試下一章中所描述的練習。)這樣的一些經驗，證實了所有較早前對人體氣場的描述，像關於形狀、密度等的描述。

處於和諧及平衡狀態的氣場的總體形式，是蛋形的，而在那卵形中，愈濃密的體層，愈接近身體的外廓。而其大小與形狀，則依個人心理上、身體上、情緒上及靈性上之健康狀況而變動；而當能量被用某種方式耗盡或擾動了，氣場便會縮小，變得不對稱、有所缺陷或破洞。

關於氣場的顏色，則少有一致的意見，對於顏色，有許多不同的描寫方式，而對各個顏色所代表的意義，也有種種不同的詮釋。然而，大家一致公認的是，在氣場中的顏色，應是清晰而透明的，但卻能因為疾病或其他原因，而變得好似陰雲密布般或變暗了。

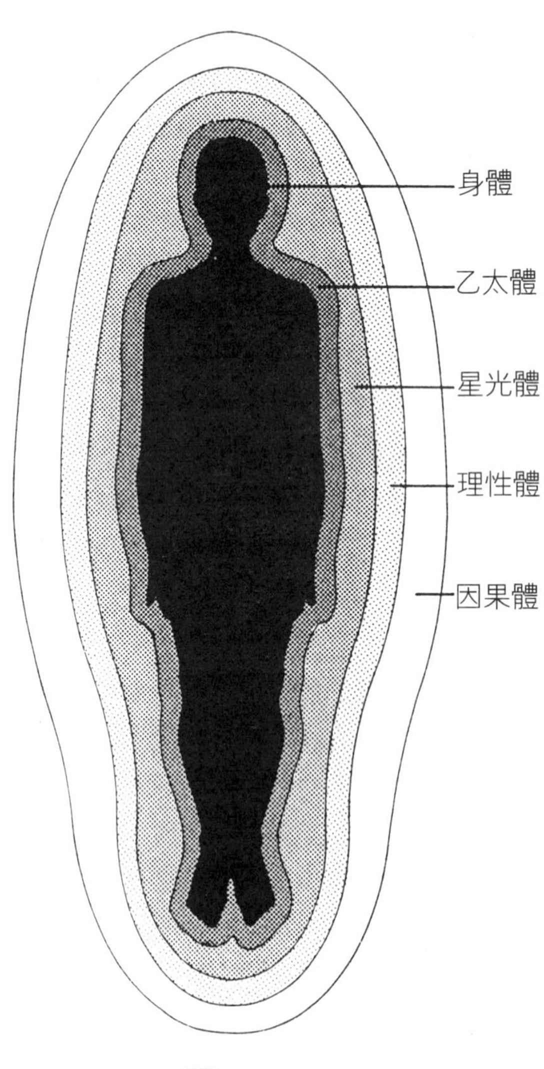

圖二

氣場狀態的這種改變，可能與身體上的疾病、驚嚇、意外事故、情緒上的創傷、藥物或思想形式——我們與他人的俱是——有關。喝酒與抽煙也會影響氣場，甚至只是一根香菸，都會使氣場變暗一個小時之久。治療精神異常狀況的藥物，通常該爲氣場中的破洞負責，這些洞使得能量外漏，並使人覺得像被榨乾了一般。你將會知道，我曾指出一堆會影響氣場狀態的身體因素，但反之亦然。在精細體中的改變，也會影響身體，而在可以早在任何身體不適之徵兆變明顯前，便被治療師們感覺到。

若把氣場想像爲某個位於身體「之外」或與身體分離的事物，則是錯誤的，因爲這兩者是極爲複雜地彼此連結的。氣場的能量遍滿肉身(更確實地說，有人相信，維持肉身生命的，便是這氣場)。

因果體(Causal body)吸收了生命所賜予的無時無刻不包圍著我們的能量(氣或生命能)，並且經由理性體(mental body)、星光體(astral body)及乙太體(etheric body)，將其傳送至身體中，並將生命與形式賦予身體，而在同時，身體的狀態也會對這些精細體造成可證明的影響。

這樣的情況在乙太體中最爲明顯，乙太體是諸精細體中密度最大的，而與身體有最緊密的連結。當乙太體中的能量有所改變時，身體狀態上的改變是立即顯而易見的，而從事精細能量運作的治療師們，很容易能感覺到這些改變，在一節治療中，幾乎時時刻刻地監控著這些改變。而星光體雖然沒那麼濃密，但也可以被許多治療師感應到，而常被發現能非常清晰地反應個人的情緒狀態；而有些非常敏感的人，可以感應到所有這些精細身或氣場各層，以及恰好遍布在其外在界限的相應改變。每一層氣場都會影響其他層，也都會被其他層影響，所以身體上的改變或疾病，會首先示現在乙太體中，然後是星光體、理性體，而最後示現在因果體中。對於疾病、意外事故或外傷經驗的「記憶」，會在氣場中停留一段時間，也會影響一個人的安康，除非利用某種形式的治療，也許是利用精油及／或水晶來將其完全清乾淨。

相反地，疾病以及其他身體上的情況，會先在氣場外層中露出些端倪來，然後才顯現在較稠重的各層以及身體中，而治療氣場則有預防的作用，使其不會在身體層面上被感受到。外在的影響首先會在因果體中被感覺到，尤其是當因果體以某種方式被損壞或削弱時。我們可以想像有一層「膜」在保護著整個氣場，使其不受負面能量的影響，而當這層膜被損傷了，種種壞的作用便得以滲透氣場，就如同皮膚破時，感染便會入侵身體一般。尤其，當負面的思想形式「侵染」氣場外層時，少數非常有心靈天賦的人，便能實際地以圖像的形式看到它們。

當氣場的保護外層被破壞時，能量會流出去，也會流進來，而氣場破了些洞的人，會變得能量耗竭，而其中有些人——通常是非常無意識地——會試圖藉著奪取別人的能量，來彌補這種情況。這樣的人常被指爲「心靈吸血鬼」(psychic vampires)，而這樣子稱呼他們，可能會有失厚道，因爲這樣的活動(譯按：奪取別人的能)幾乎總是無意識，而非他們所能控制的。同樣地，我們都曾遇過使我們覺得精力被榨乾的人，而這便是其因由。每一位從事精細療癒工作的人，都應該對此有所覺知，並且在某一節治療工作前，作某種形式的自我保護工作，因爲那些需要接受治療的人，常常就是那些氣場能量枯竭的人。

氣場按摩與水晶治療的最主要裨益之一，便是在維持「氣場皮膚」的健康，以及儘快的修復其損傷。把精油帶入氣場中，總是能影響能量狀態，而藉著選擇最適合的油，我們便能爲氣場注入精力，鎮定、清淨它，爲它「消毒」，並治療它。氣場按摩、脈輪工作以及與精油結合的水晶治療，都是這麼做的有效方式，然而在同時，也有些治療師只經由手來傳送療癒能量。

觀想、詠唱、冥想以及肯定語句，也都能影響氣場的狀態。我們已見識到負面思想是怎麼對氣場造成傷害的，而若說正面思想能治療氣場，此話一點也不假。觀想、肯定語句以及某些類型的冥想，都是把注意力貫注在正面思想上的方法。「思想先於形式」是一個非常深刻的眞實的陳述；我們的確藉著思想，在影響著我們的健康——身體及精細層面的健康皆然。如果我們有低劣、悲哀、恐懼、自私或其他無用的思想，這些思想便會滲入精細體中，而最終會導致身體上的不健康。相反地，正面的思想會促進良好的健康，也能扭轉疾病。我們可以經由思想，來增進我們的健康、人際關係、成功，以至於生活中的每一方面。

思想是一種振動形式，而會使每一個精細體的振動頻率發生改變，無論變得更好或更糟。

唱誦是另一種形式的振動，而也許是更爲明顯的一種，因爲聲音的共鳴，是可以在身體層面上感覺到的。這也對精細體有極爲有益而能頗能予以振奮的影響。唱誦、冥想、祈禱以及所有形式的靈性修持，都能增強氣場，而靈性極爲開展的人的氣場是很巨大的。佛陀的氣場據說足足有二百英里之大。

人們曾作過各種努力，試圖用科學術語來解釋氣場現象，而最通俗的一種，便是電磁能的概念。雖然這樣的能量眞眞確確地包圍著我們的身體，可以用克立恩(Kirlian)照相術以及最新發展出來的，人稱氣場照像術(Aura vision)的技術檢測甚至證明出來的，但卻似乎不像是唯一牽涉在內一種的能量。乙太體可能部分是由電磁能組成的，因爲它與身體層面有最直接的互動。

氣場有時會被描述爲由氣或生命能所形成的，而這兩個詞語都是在稱謂能包圍並充滿在所有生物中的生命力。我對這樣的描述感到滿意，因爲它總括起身體、精細體及它們所共存的宇宙間的整體關係。

第 4 章

治療師的角色

如果我們先檢視一下「治療」這個字眼意味著什麼，則有助於界定在振動醫療中治療者或治療師的角色。

治療是經由一個人將力量傳送給另一個人。

治療有許多意涵：

- 朝健全前進。
- 幫助人移開阻使其前進的障礙。
- 開啓潛能。
- 重建身體健康。
- 將人格不同面向整合起來。
- 幫助人與其他的創造物調和——與這星球成爲一體。

無論我們所考慮的是這些治療方向中的那一種——而它們只不過是少數幾種可能狀況——治療師的角色，都是在將最適當的療癒振動集中或導引到尋求治療的人的身上。我們可以想像一個將光聚焦在一個小點上的透鏡，來作類比。透鏡並不是光，但光則必需經由透鏡，而傳到需要光的那個點上。沒有光，透鏡也起不了作用。療癒能量無時無刻都包圍著我們，但常常卻需要藉用某種方式，來將這能量貫注在需要幫助的人身上。所以我們可以把治療師想像爲能將治療能量聚集在所需之處的人。

而治療師是如何進行工作的，端視所牽涉的治療系統而定。這樣的聚集，可能會含括了以正式訓練爲基礎的有意識、智性的決定，或者可能是純粹直覺性的，雖然這兩者決不是互不相容的。理查・瓦格那(Richard Wagner)寫到：「以直覺而做出的決定固然是好，但你可以在使你自己備足你將作決定之領域的所有可得資訊後，再作出直覺性的決定。」他所寫的是關於作文方面的，但他的評論卻適用於頻率治療的許多領域。

舉例來說，同類療法醫生或針灸治療師花了數年的時間學習，以累積關於藥目或穴道分布網的必要資訊，在理論上，至少能基於這些智性上的知識資產，而作出所有的治療決定。但如果你問任何開業醫師，他或她會說，作這些決定時，也摻進了一種直覺的方法。相似地，芳香療法治療師必須廣泛了解各種精油的屬性、它們的使用方法，以及在什麼樣的情況下不應該使用那一種精油等等，但最終該選擇那一種油，則牽涉到治療師那時對當事人之需要的直覺性反應。這對傳統芳香療法及精微芳香療法來說，都是同樣適用的，雖然後者很可能更有賴直覺。我認爲，秘密就在於當人對其所選之治療法的技巧及資材有了如此徹底的智性上的理解後，它們便成爲人的第二本能了。在那時，直覺便能開始起作用了。

在這刻尺的另一端，靈性治療師不使用任何「工具」或方法來從事治療，而僅僅是願意成爲一個讓治療能量得以流經的開放的管道。

一個人會選擇用精油、水晶、花精、同類療法藥品、針或其他落在「頻率治療法」這廣義描述中的可能方法，來從事治療工作，主要端視那個人的人格、背景、希望以及夢想而定。直覺力非常強的人可能會選擇使用水晶或某種以植物爲本的治療法，而較爲智性取向的人，則會選擇要精通針灸或同類療法所需的令人吃力的學習。有些人在早期便發現自身的治療能力，並且非常欣然地不藉任何事物，單單用他們的手來工作，而另一些人則覺得，如果能持有有形的「工具」以及可資運作的可認明的系統，則會更有信心。

我們可以爲頻率治療中有如此多的可選擇的方法，而感到高興，因爲誠如不同的治療師會被不同的工作方式所吸引，需要治療的人亦會被不同的治療方式所吸引。一個對「治療」抱持懷疑態度的人，也許會十分欣然地去預約一節芳香療法療程，因爲精油以及以手來從事的按摩是實體性的、他們可以信任的事；而一個認爲與水晶牽扯似乎是太奇怪的人，也許會很欣然地去接受針灸療法。

一位我很榮幸曾與其接觸過的偉大治療師曾告訴我，她之所以會利用顏色、音聲、芳香療法以及巴赫醫生花朵療法來從事工作，乃因爲它們爲五種感官提供了某些刺激，而不同的人會對不同特定方式起較佳的反應。

但是即使當我們在使用精油、水晶、針、藥品或其他輔助治療的方式時，治療者或治療師個人或其人格，仍是一個重要的因素；如果我們把治療師想像成一個透鏡或管道，很顯然地，當這透鏡模糊不清或這管道淤塞住時，便沒有任何事物可以通得過去。所以想從事精細層面工作的治療師們，必須準備好在自己身上下工夫，來確保這透鏡是清晰與明亮的，使得能量能流暢地流過這個管道。

所有方式的影響，都會妨礙治療能量的自由流動：疾病、情緒上的創傷、錯誤的動機、對自身能成爲治療管道的不信任等。甚至姿勢不良或缺乏運動，有時都能造成障礙。任何從事振動治療領域之工作的人都知道，他們有時候會有幾天或更長的一段時期覺得枯竭了，被阻塞住了，或因某種原因，而無法爲人提供治療。我認爲很重要的，是要能認知出這些時刻，想辦法得到所需的援助，而不要試圖在艱難的情況下繼續進行。請他人爲你施行某種治療、按摩、水晶治療或給你一個擁抱。而更好的是，要確定讓自己能依你所需的情況，常常得到滋養，而不要等到你覺得被榨乾了。

有時候，能量阻塞來自於非常老舊的創傷，甚至來自前世的經驗，於是，得到良好的專業幫助及導引，對治療師或準治療師來說，便是很重要的了。

要轉化舊痛，可能會需要某種形式的精神療法或回溯——如果前世經驗似乎有所關聯。要愼選治療師，選擇一位能對你終極治療目標產生共鳴的。某些精神療法學派會把所有事情都歸納到心理／物質層面上，而可能會把想得到療癒的希望本身，看作是一個毛病。

然而，大部分所需的工作，仍有賴人來完成。要成爲一個可以讓治療能量流經的清晰管道，則需要規律作靜坐修鍊，或著藉著戒煙、戒酒或多作運動，而在身體層面上「清淨你的行爲」。某些有著和諧形式的運動，諸如瑜伽及游泳以及某些類型的舞蹈，都是非常有益的。唱誦則是另一種轉化能量及清除掉老障礙的方法。宇宙原音 AUM (OM)含括了所有事物的始與終，是一種特別有力的幫助改變的工具。你也許可以每天花些時間試著唱誦 OM 音。清晨可能是最佳的時間；盡你所能的持續唱誦。二十分鐘也許是能在較深的層面產生作用的最低限度，而如果你能設法唱誦得更長的話，就更好了。

是的，我們曾遇見過老煙槍或咖啡狂的治療師，但去效法他們，可不是個好主意!也許這些人的存在是在提醒我們，治療的奧秘，無人能完全了解。

如果精微芳香療法對你來說是全新的領域，你也許會發現作些練習，將有助於去學習認識及運作振動能量。也許你是一位想要多從事有關振動領域之工作的傳統芳香療法治療師，或者你從事的是其他身體層面的治療法，而想將精微芳香療法的某些面向，併入目前的工作中。或者你也許根本就不是一個治療從業人員，然而卻被這些療癒藝術所吸引。

這三個簡單的練習是我在我自己的學生們受訓之初，所給他們的練習。如果你想試試看，則需要找一個搭擋一起進行。

作第一個練習時，你與你的搭擋面對面對坐著(圖三)，雙腿能在地板上交叉是最好的，如果你眞的無法辦到，二張對坐的椅子也可以。你們必須坐的很近，使你們得以在不需向前傾的情況下，便能碰觸彼此的雙手。

把你的左手放在你的膝上，手心向上，並請你的搭擋也如此做。現在把你的右手手心朝下，放到你搭擋的手上，並也請求你的搭擋如此做。閉上你的眼睛，並且作些深沈而緩慢的呼吸。當你吸氣時，想像那療癒能量正隨著呼吸而流入你體內，而當你呼氣時，想像你自己由你右手的手掌，將能量傳給你的搭擋，而在同時也由你的左手手掌接收你搭擋所傳來的能量。持續地這樣做，直到你們倆都覺得有一股連續的能量回路，在你們之間流動。現在，非常緩慢地，你們倆都應該將你們的右手舉起，看看在不失去你倆之間連結的情況下，你們可以把右手舉到多高。緩慢地讓你的手上下移動，看看是否能發現連結最強的那一點。逐漸地使你們的手再度接觸，然後打斷這個回路，驟然地把你們的右手移到身邊。你可能會想花幾分鐘的時間，與你的搭擋討論你所感覺到的任何事物。有些人覺得手溫溫熱熱的，或有一種痲痲的感覺。其中一隻手的感覺可能會比另一隻更強烈，而掌心或指端的感覺可能會非常強烈。有些人則感覺到像一對磁鐵間的拉力，偶爾也會有一種涼涼的感覺，而不是溫熱感。所有這些都是流經你們的手之間的能量的顯現，而這就是那能治療的能量。

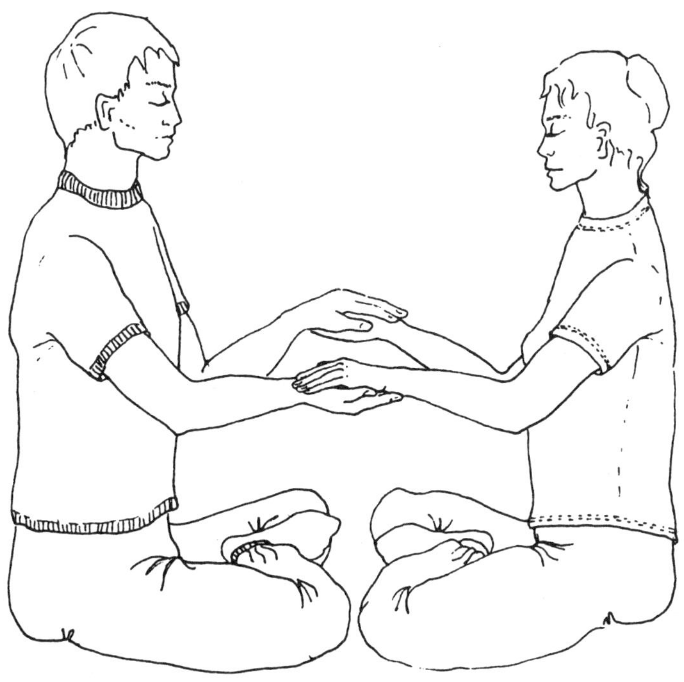

圖三

作下一個練習時，你與你的搭擋需要背對背的坐著(圖四)。儘量地坐直，儘量使你的脊椎與你搭擋的脊椎彼此接觸。花幾分鐘的時間緩慢地呼吸，然後把你的注意力集中在你搭擋的背上。看看你可以經由你搭擋的背，而發掘出多少關於他或她的事，試著去感覺是否有那些區域感覺到緊張、疲累或疼痛(不一定是背部的疼痛)，如果你發現任何區域是如此的話，在心理上把治療能量導向那個區域。而在同時，開放地去接受你搭擋所傳送到你身體任何所需區域的治療能量。

花分鐘時間來做這個練習便夠長了，而再次地，你將會想給彼此一些回饋。看看你們感覺到彼此需要治療的區域是否正確，以及是否有任何療癒發生。

我把第三個練習稱作「能量追溯」。作這個練習時，你需要使你的搭擋臉朝下地趴下。(如果你已是一個從業醫師，並且有一張治療床可以使用，讓你的搭擋趴下便更方便了。)把你的左手放在你搭擋的脖子上，讓小拇指外側正好接觸到你搭擋的頭骨底部。現在把你的右手持放在你搭擋的下背部，脊椎底部距身體約一英吋遠的地方。讓你的右手緩慢地移向你搭擋的脊椎，直到與你的左手會合。試著去感覺你的手是被拉去的，而不是你自己在移動它。當你如此做時，要覺察你搭擋的能量。將你那移動的手所感覺到的任何改變，在那些區域你的手移動得較快或較慢，任何冷熱的感覺，或是你所採拾到的任何蛛絲馬跡都記錄

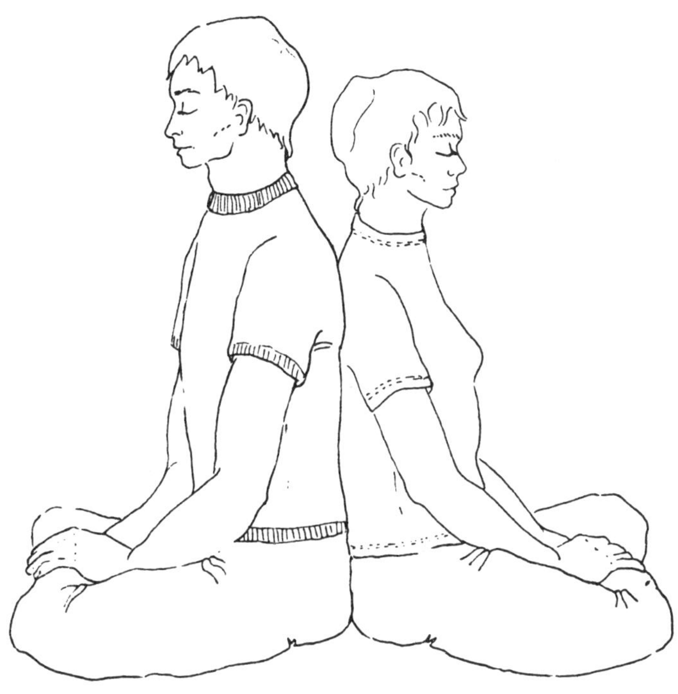

圖四

下來。閉上你的眼睛可能會有幫助。

如果你發現你搭擋背部的某個部分給你一種「悲痛」的信號，能量阻塞在脊椎的某一點上，或何處的能量有所缺乏，花一點點時間捶捶那個區域，或對那個區域施以任何你直覺地覺得需要的動作。然後再次作能量掃瞄的工作，將需要任何改變的地方記錄下來。舉例來說，如果你發現你的手在某處移動地非常慢，能量也可能阻塞在那一點。敲打頭部，常常能使障礙移除，而當你重複這能量掃瞄時，你將會發現，你的手不會再在經過那一點時慢下來了。

你可以與一位穿著衣服的搭擋一同作這個練習。若是覺得困難，則可以試著在你搭擋背部無遮蓋，並使用一些按摩油的情況下進行。在這樣的例子中，讓你的手輕輕地在皮膚的表層滑動——但只是輕觸即可。你可以在一節按摩或氣場按摩後，加入一次能量掃瞄，並把這能量掃瞄當作是訓練活動。你也可以在閱讀過關於脈輪能量的章節後，再試試看，看看當你將手沿著脊椎上移時，是否能確認出各個脈輪來。

每一位從事頻率治療的人，都需要某種形式的保護，來防止由客戶身上採拾到負面能量。你可能早已有你最喜愛的自我保護的方式了，但如果還沒有的話，這兒有些建議。

你將在以後的章節中發現的關閉脈輪的簡易觀想，是一種很好的保護方式，而當你對之熟悉後，只需要幾秒鐘的時間，便可完成。其他人有其他他們所喜愛的脈輪關閉方法，而如果你已知道某一種方法，儘管固守你的最愛。有些人會把自己裹在一件看不見但卻具保護性的斗篷中，而其他人則喜歡用紫色的火焰包圍自己。我知道有一位治療師是在心中把自己包在一他稱作「宇宙嬰兒被」的衣服中!這看起來似乎有點愚昧，但對他卻真的有效——而這是唯一要緊的。我自己的最愛，則是白光冥想，亦即我現在要與你分享的。

以任何舒適的姿勢坐著，在你的心靈之眼中，看到一片明亮的白光在你的上空閃耀著。白光的光束向你前額中央的一點照射，並注入你的身體中。想像你的身體就像一個空的花瓶，而白光漸漸將它注滿。感覺這光的感覺充滿了你身體的每一個部分。當你感覺到你完全被白光所盈滿時，想像光束現在變得柔和而柔韌，你可以用它來包裹著你，就像一條披巾一般。開始用這光來包裹你，直到你完全被它包圍起來，像一個繭一般。請記得，因爲它是光的披巾，所以它不會以任何方式限制你，當你準備要移動時，你可以自由地移動。一旦你感覺自己被這光所包圍，你便可以讓這光束回到它的源頭。想像這光的源頭代表著任何對你來說最神聖的事物，並感謝它的保護。

現你已完完全全地被白光所充滿及包圍了，沒有任何負面能量能傷害你。無論你在做什麼事時，只要你覺得需要光的保護，都可以讓這光伴隨著你。

實行這個冥想所需花費的時間，比描述它所需花費的時間少多了，如果它吸引你的話，你將發現，你能在每一次療程前，簡單而迅速地做好它。

在施予治療前使你自己的能量落實在大地上，也是很好的——事實上即使當你只是單純的施予身體層面的芳香療法時，這種說法也是適用的。確定你的立場堅定，雙腳分開，膝蓋放鬆，背部挺直。去覺知你丹田處(下腹部)的重力中心。想像有一些根由你的腳底伸入地下，並且經由你的腳，把兩三次氣息，送入你的根部。記得，即使你是在室內較高樓層中作此練習，但這樓房自己的根基仍是堅實地伸向地下的，因此可以經由它們而使自己腳踏實地，並與地球連結。

你也需要考慮在每一次療程之後做潔淨的工作。就如身體治療師在每兩位客戶間會洗他或她的手一般，在我們為另一位客戶從事能量工作前，也需要除去前一個人的振動的影響。把你的雙手放在流動的冷水下，讓水傾瀉在你手腕上，當你如此做時，觀想所有的負性，都隨著水而流走了。在每一次療程之後都這麼做。如果你想用溫暖的肥皂水來洗手，先用冷水洗後再這麼做。

如果你連續施予幾個療程，在一天結束時觀想你自己被傾瀉而下的水洗淨，也是很好的。你可以想像一陣金色的雨向你傾注，溫和地洗刷掉所有的負面性、所有的疲累，或者你可能較喜歡想像涉入溪水中，站在瀑布下：感覺水傾瀉而下，打在你的頭及肩上，順著你的身體流下，帶走了你所有的疲倦與負面性，將其掃落到河流中，與大海會合，並在大海中被轉化。

你將發現，這些淨化技巧中的每一個，都涉及流動的水，無論是實際上的或是在觀想中的。這是因爲水無論在心靈層面或身體層面，都具有淨化的功效。冷水能移動能量，而熱水卻會使其固定。

最後，我想鼓勵你善用你的療癒能力。許多人有很強的療癒潛能，但卻害怕去運用它。

事實上，我相信地球上的每一個人都能治療，只要他們允許自己去做。利他的動機與眞正想服務的渴望，是最重要的因素。

如果你眞的想治療，你將發現你能治療。

第 5 章

植物的治療能量

自無始以來，人類便一直在利用植物的治療力量，並且利用植物來作爲食物、衣服、庇護所、顏料或個人裝飾品。確實，在意識逐漸演化至我們所謂的人的過程中，植物幾乎當然地爲人類提供了最早的一些美的體驗。就如美麗的花朵所帶來的視覺娛樂一般，我們可以想像，那些遠古的男人與女人，能多麼盡致地享受芳香植物的香味，因爲他們的嗅覺比我們的敏銳多了。

然而，並不令人訝異的，自有任何證據以來，植物對人類醫療工作及靈性鍛鍊兩者都是很重要的。確實，在許多傳統中，醫術與宗教是沒有任何區別的：巫師(shaman)既是牧師又是醫生。美洲印地安人對「醫術」(medicine)的觀念，便是一個例子：對美洲原住民來說，所謂的「醫術」並不限於對身體病痛的治療，而更包括了性靈生活，並意在使接受醫療的人與地球及其他生靈連結起來。

在最現代化的社會中，醫術與宗教已經分家了，但對植物的應用，則留存在許多宗教中，把植物當作焚香或有時當作膏油來使用，而當然，植物在醫學中也扮演很重要的角色；在傳統醫學及另類醫學中皆然。植物治療身體疾病的能力是被認可，並經過徹底的研究調查的：在許多情況中，我們能確切地知道，在某種植物中的那些分子，有造成療癒進程的功用(而許多合成的藥物，則是那些植物分子的碳原子複製品(carbon copies)，雖然它們缺乏了那種眞實植物的生命力或療癒能量)。

然而，在精微芳香療法中，就如同在同類療法或花朵療法這類其他形式的振動治療中一般，我們利用植物較無形的那些屬性，來幫助治療與轉化。在這麼做時，我們與巫師的聖煙或使用焚香的祭司間的距離，便比我們與醫生、中醫或傳統芳香療法治療師間的距離走的更近了。

當植物或植物的萃取物被運用在頻率治療中時，這植物的振動頻率或精細能量，就是促成療癒的因素，而這比草藥的身體層面屬性更難以解釋或檢驗。每一株植物都有其獨特的振動頻率，能爲我們的整全貢獻其獨特之幫助。而我們該如何著手開始探索這些精細的療癒屬性呢?

我們可以看看植物在過去、在巫師傳統中、在許多不同宗教的儀式中，是如何被應用的，以及植物在藝術中的象徵使用、在神話及民間傳說中的意義。我們可以開發我們自己的直覺，並從他人由直覺得來的知識中學習，並且善用近幾十年來經由直接通靈而得來的大量的資訊。最後，我們可以對植物本身加以研究，因爲它們可以告訴我們許多有關它們潛藏的能力的事。

研究早期對植物的使用，並不意味著僅僅去循著前例而行。當人類向植物請求它們的療癒力時，植物與人之間的某種互動便開始發生了。馬叟・拉法布略(Marcel Lavabre)倡議，植物對人類過去運用它的種種方法是有「記憶」的，因此每一回我們爲相同的目的來運用某種植物，都會增強植物對那個目的的記憶。馬叟・拉法布略藉著將形態演發能場(morphogenetic field)的理論應用在療癒植物上，來表達這個觀念。他把一個形態演發能場，比喻爲一片有著小丘、峽谷、河流與小溪的景緻；在那兒，每一條河流及峽谷都代表著一道資訊之流。當某種全新的資訊加入時，就會在這景緻中造成一道小溝，而每一次這新資訊被使用時，這溝都會變得愈來愈深，直到最終，它變成一個深刻的峽谷。每一位運用這資訊的人，都使得下一個人的學習變得更容易。舉例來說，當電腦首度發明時，人們要花好長的時間來學習使用電腦：而現在即使在托兒所的教室中，都有電腦了。所以，每一回我們利用植物振動來從事治療工作時，我們都會使其他人更容易利用那種植物來做治療工作。

學習植物的療癒能量在過去是如何幫助人們的，是我們今日之工作的一個有效起點。另一種使我們與古代用法產生連結的，則是那些保存了巫師傳統的民族——諸如：美洲原住民、毛利人、澳洲原住民等——他們的治療工作及秘法。舉例來說，美洲原住民保有一種焚燒芳香植物以創造出芳香的煙霧的古代手法，這種手法稱作「煙薰」(smudging)，而這只不過是某種形式的芳香療法。

有關植物的參考文獻，特別是神話、神仙故事及民間傳說中的「神奇的」植物，能夠如藝術、詩歌或神秘主義文學作品中的象徵使用一般，爲我們拋出寶貴的線索。有關花朵與植物及與其相關的信仰的參考文獻，處處皆是，而你能學到的有關某種植物的任何事，都能增益你對這種植物的了解，並因此了解它如何能治療。占星學也提供了某些見解：克爾佩普爾(Culpeper)以及其他植物學者，爲每一株植物分派了一個主控的行星，而那些植物則根據古代的神明而命名——火星(Mars)、金星(Venus)、水星(Mercury)等等。研究這些神明的人格或特質，能告訴你關於祂們所掌控之植物的一二事。你可以閱讀園藝方面的書，以及描述不同地帶之植物相的書，特別是圖例甚佳的。

一開始你是在智性層面接受這資訊，但試著去吸收它，使它成爲你的一部分，如此一來，每當在使用某種精油時，你方能以直覺性的方式來利用它。然而，認識植物能量的最好方法，便是去研究植物本身。試著花時間接近植物，敏銳地去感覺它們。愛德華・巴赫醫生便是以直覺的方式，向植物的頻率調準，發掘其能爲人類提供些什麼，由此發現了組成他所新闢花朶療法的三十八種植物中的每一種。在阿拉斯加、澳洲、加州、蘇格蘭以及其他地方的人們，現今都不斷地以同樣的方式，發展出新的花朶療法來，雖然在某些例子中，關於該用那些植物以及該在那兒尋得它們的資訊，是直接經通靈得來的。

植物的形狀、結構、顏色、生長習性、偏好氣候或高度，當然還有其味道，都能告訴你關於其療癒能量的一些事情；身體層面及精細層面的皆然。

舉例來說，顏色可以暗示出與某種特定療癒光束或某個特定脈輪間的親近性。這兒所說的顏色也許是花、葉子、果實或精油本身的顏色。雖然只有一小部分的精油是有顏色，但這些有顏色的精油的顏色，使我們了解其精細能量的重要因素。暗色，諸如褐色及深紅色(例如廣藿香或沒藥的顏色)通常象徵較慢的振動頻率，使人沈穩的能量以及與海底輪的親近性，而佛手柑及木香的綠，以及某種洋甘菊精油的藍，則象徵著較高的振動狀態，以及與心輪及喉輪間的個別連接。

如果你對高、中、低音的理論，亦即香水業及傳統芳香療法中藉著將精油比較爲音譜上的音符以描述精油的方法十分的熟悉，你可以把它當作一種對於該如何從振動的觀點來預期某種特定精油之表現的指示。

一種緊抱著土地的植物，與一種時常向天空推進的植物，會有非常不同的能量，而尖的、多刺的或有粗糙結構的植物的振動頻率，則與那些柔軟而渾圓的植物，有所不同。舉薰衣草及迷迭香爲例，它們在植物學上是非常相近的，但其療癒屬性卻有顯著的不同。尖尖的迷迭香會產出生氣勃勃的、能使人精神抖擻的油，而薰衣草灌木叢那優雅豐滿的墊狀物，則動人地表達出薰衣草精油那使人鎮定與平衡的力量。

最常被我們用來幫助靜坐的精油，主要來自有著芳香木材或樹脂的樹木(而樹脂及木材早在精油蒸餾法發明前，就已被當作焚香使用了)。將樹木與植物界其他的植物作一比較：樹木的枝幹延伸到比任何其他植物都還接近天堂的地方，樹木的根也能更深入地球。以此方式，樹木保持其完美的平衡狀態。沒有任何事物能比這更能象徵我們在靜坐中所致力之事了。

氣候與高度也會影響植物的振動頻率。如果你能成功的將某株植物移植到與其產地不同環境的地方，其振動頻率及精油都會改變。舉例來說，生長在高山或高海拔處的薰衣草，有著比生長在較低海拔處的薰衣草更爲精煉而輕盈的能量，雖然在植物學上它們是完全相同的植物。

精油或其他藥品是由植物的那一個部分所萃取出來的，則是另一個能使我們了解其能量階位的重要因素。由根部蒸餾出來的精油在本質上通常十分的穩實，雖然有一些與此規則不符的值得注意的例外，例如歐白芷。

由葉部及細枝處得來的精油，其能量跨度極廣。其中有許多與身體安康有關，而另一些則會對心理領域產生效用，而其他的則是靈魂的保護者或淨化者。這與葉子在大小、形狀、顏色及結構上極大的多樣性有關：舉例來說，想想看鼠尾草那柔軟、如毛皮般柔軟的葉子，以及洋甘菊那精緻地分隔的被覆羽毛的葉子。

花朶代表植物界最高的成就，而在藝術及詩文中常被視爲完美或靈性特質的象徵：如一株聖母瑪莉亞百合、一株完美的玫瑰、一株謙卑的紫羅蘭等等，所以它們所產出的精緻的油，能具有與較高脈輪有關的極度精煉的振動頻率，便不足爲奇了。花朵本身的生命是那麼的短暫，教導我們許多關於無常與不執著的教訓，它們向我們顯示我們的眞實潛能，並且召喚著我們最高的靈性反應。

許多精油是由種子及果實中所提煉出來的，特別值得注意的是柑橘家族。這些油具有滋養的傾向，在精細層面上哺育我們，就如果實能餵養身體一般。它們的能量有單純、使人愉悅的特質，常常在傳統芳香療法中被用來抗止抑鬱。

理想上來說，要了解植物的最好方式，便是去栽培它們，這麼做能使你更親密地去了解這個植物，但是當然，這不是對每個人都合適的，也不是對每種植物都合適的，因爲有些芳香植物，對於土壤及氣候有特別的需求，即使連最厲害的園丁，都無法使其繁殖。即便如此，儘量栽培芳香植物，都是很有用的。許多芳香植物在英式花園中生長得很好，例如：玫瑰、薰衣草，所有可供烹飪的芳草、洋甘菊、某些茉莉屬植物等等。茉莉是一種很好的家栽植物，而任何可供烹調的芳草，也都能在窗台上的花盆箱中栽植。如果你夠幸運，能擁有一間溫室，你甚至可以栽植一些柑橘類植物，使它們開花。無論你是否擁有你自己的花園，去造訪專門的芳草花園——在那兒你可以看到、聞到，有時還可以觸摸到廣泛種類的芳香植物——都將是一件欣喜的事，也是很寶貴的學習時間。

精油與創造出精油之植物的不同特徵間的這些關聯，

似乎有幾分被過分單純化了，但卻能呈現出眞理。它們並不是完全無彈性的——你將總是可以發現一些並不合於一般模式的植物及精油，但是這就是大自然的複雜之處。

另一種了解植物能量的方法，則是去覺知它們的氣場。就如我們一樣，每一種植物都有其氣場。植物氣場的振動是極度精細的，並能很清晰地指示出那種植物最適於用來治療那一個特定區域。學習去感覺它們是很容易的事。先從大而堅實的植物著手，大概最好不過了，因爲其氣場也會相應地十分強韌而十分容易去察覺。(我第一次感覺到的植物氣場，便是一株大的橡膠植物的氣場，它是如此的大，就像某些人類朋友的氣場一般。它生長在一個靜坐中心，所以它的氣場可能會比大多數植物的更爲開展!)就把你的手放在植物旁邊，並且柔和地移開它，再向它移近，就像你要向另一個人的能量對準時所做的事一般。

樹的氣場可能會很巨大。在森林中，樹木的氣場彼此重疊，這也是爲何在林間散步，本身便是一種治療的原因。找一棵和其他樹木長得並不太近的樹，並且伸出你的雙臂，慢慢的走向它，直到你能感到它的能量。另一個體驗樹的能量的方式，是以你的背靠在樹幹上坐在那兒，並且僅僅就讓你自己更敏銳地去感覺你所能感覺到的。

每一株植物都有其自己的神祇(Deva)，或心靈守護者。神祇與天使是同一類實體，我們可以把祂們想成植物的守護天使。神祇在治療中扮演了很重要的角色，扮演著植物及人類間的媒介，所以你可以把祂們當作是朋友，每當需要時，便可請求祂們的幫助，並且在事後感謝那位神祇以及那株植物。神祇們會柔和地影響植物的能量與振動頻率。通常，這是許久之前，當植物剛開始演化時所進行的，但也可以在任何有改變的需要時發生。近代最值得注意的一例，便是早期在芬得角(Findhorn)花園社區中生長的巨大植物。由植物所能造成的精細治療之觀點來看，由於地球能量與人類需求目前都十分迅速地在改變著，所以我們可以預期將會看到某些種類植物的快速演進。

小孩子們非常容易接收到神祇的能量，而某些非常敏感的孩子們，也許能看得到祂們，雖然這些孩子們可能會把祂們指稱爲「小仙人」(fairies)。若想與神祇們親身接觸，把所有先入爲主的觀念擱在一旁，並且以一種孩子般的開放性的單純去接觸植物，是有所助益的。

第 6 章

在精細層面使用精油的方法

你可以以任何你喜歡的方式，利用精油來達到其精細效果！你毋須受限於任何舊式的應用方法。你可以運用你的想像力；要有創意。畢竟，被大衆所接納並加以嘗試的每一種精油使用法，都曾經是新的。重要的是你的意圖。每一回你爲了達到精細或靈性目的而使用精油時，懷著對你想要達成的是什麼，以及你希望這精油如何幫助你的清晰概念，開始著手。祈請這植物及其守護靈(Deva)的幫助，並讓這植物知道你爲何需要它的幫助。(事後不要忘了感謝這植物。)倘若你以一種虔誠而謙遜的心來做，那麼你用的是什麼手法，便是次要的了。

同樣地，某些方法運用在某些特定目的上，已行之久遠，你可能會發現這些方法最有益——至少在一開始時是如此。你實行精微芳香療法的時間越長，你自己便愈會與植物的精微能量調和，而你也愈能發掘或發明屬於你自己的方法。以下是一些當你在這道路上啓程時，能幫助你的想法。

首先，有一些適用於任何手法的基本原則。

✲ 1. 安全地工作

換句話說，要確定你知道並遵守了所有適用於精油身體層面使用法的安全原則。如果你對傳統芳香療法早已熟悉，你將了解到，雖然大部分的精油都可以讓大多數人安全的使用，而仍然有些精油誠然是具危險性的，某些精油必須小心使用，而對某些容易受到傷害的人來說，對他們所使用的精油就必須加以選擇，並特別小心使用。這些人包括了孕婦、嬰兒及孩童、患癲癇症的人、高血壓的人、任何接受過化學治療的人，或因任何疾病或身體狀況，而接受醫生或其他合格開業醫生(諸如同類療法、中醫生或針灸師等)持續治療的人。

如果你尚未對精油的物質屬性徹底了解，務必先對其加以學習，然後才嘗試用這些精油來達成精微的目的。你不求取精油的身體層面效用的這個事實，並不會使這些效果不生效：換句話說，如果我把一種會刺激皮膚的精油放入我原想用來作淨身禮的浴水中，它將會刺痛我的皮膚，雖然我只是想要沐浴。更嚴重的是，對精油身體層面屬性的不了解，也可能會促使某個敏感的人癲癇症發作或使孕婦流產。去了解一些基本事實，諸如某種特定精油是能使人鎮定的或刺激性的，也是很重要的。舉例來說，迷迭香精油是一種心靈保護者；它也是一種強烈的興奮劑，所以如果你在晚上使用它，很可能會覺得心神不寧。

要在這本書中深入探討精油的所有身體層面屬性，是不大可能也不大適宜的。這些資訊處處皆是，而我懇請您在熱切地探索較直覺性的層面時，不要忽略了這些資訊。您可以參考我先前所著之書《芳香療法A－Z》，以獲得一些關於精油屬性及其安全性的指引。

❊ 2. 使用少量的精油

當你爲精微屬性而使用精油時，你所需要的精油量，將遠比你希望獲得身體層面屬性時要少得多。一個普遍原則就是，使用的精油量越小，其精微效力就越強。如果你使用在身體層面治療時建議使用的精油用量及比例，你通常只會體驗到身體層面的效果。

舉例來說，在準備芳香浴來舒緩緊繃的肌肉時，你可能會使用六到八滴精油。而在準備淨身禮所用的浴水時，你則應該用三滴或更少的精油。

如果你決定施以一節意在喚起靈性反應的按摩，你則應該只用稀釋到百分之一劑量精油，而非像平常一樣，稀釋到百分之三。

至於其他使用法，我將會隨著這本書的進展，而一一提及其精油使用量。請不要嘗試去使用比書上指示的劑量還多的精油。使用比所需量還多的精油，很容易便會「淹沒」了其精微效力。

❊ 3. 使用優質精油

使用你能找到的最好的精油。開頭的時候，購買好的精油會花較多的錢，但接下來你只需要用極小的量。如果處理與保存得當，精油能保存很久，所以你該把每一瓶精油視爲珍貴的投資。中等品質的精油能在作身體層面治療時給予令你滿意的結果(即便如此，我也不會建議使用它們)，但用在更精微的方式時卻不然了。它們的蒸餾手續可能進行的太快了，或在太高溫時施行，而造成其中某些要素的喪失或毀壞。這樣子必然會改變精油的精細振動。更壞者，還有人們拿來拍賣的非常劣質的精油，有時還是攙假品，或完全是合成物質，與任何形式的芳香療法根本扯不上關係。

儘可能使用由未用農藥栽培的植物中提煉出來的精油(有機生產的或野生植物)，並以蒸餾、榨取或吸脂的方式來萃取，而非用溶劑萃取法。這樣一來，你便可以確定，無論你所用的原料中，或萃取方法中，都沒有任何化學污染物存在。毋庸置疑地，任何外來化學物質，都會影響植物的精細能量。

然而，有機栽培比僅僅去避免掉化學殘留物還要好的是，以這種方式栽培出的植物，幾乎總是比用化學方式栽植的同樣植物更為健康、更有活力、更充滿生命能量，而這活力則明顯地存在於由它們蒸餾出來的植物中。你可以從這些植物香味的力量及豐足中察覺出來，同時也能從植物香味的柔和，以及許多在其他精油中不一定有的精緻的細微差別而察覺出來。精油療癒力與這種活力以及精油的精純度，都有直接的關聯。

有機精油製造商能告訴你，所使用的是這植物的那一部分(這是非常重要的)，萃取方式為何，源起國家為何，有時還加上會造成精油之差異的生長高度或區域。他們也會以植物學的名稱(拉丁名)來鑑別植物，這是唯一能確定你將要買的精確無誤的就是你想用來達到某種目的的精油。植物的俗名、在當地的綽號，以及釋譯上的貽誤，會造成混淆，但是植物學上的學名則是全世界通用的。

同樣重要的是，這樣的精油通常是由懷抱著關懷及敬意，甚至帶著愛來對待土壤、植物及其所產出之精油的人們所製造出來的。如果我們的原料是藉著剝削並毒化我們的地母而得來，我們便不能期待給出或接受到最高層面的治療。

✲ 4. 有道德地工作

這個區域可能比前面三個區域更難以界定，但是，當然是最重要的。

舊式芳香療法訓練，十分正確地強調在實行會影響他人的身體的治療時，治療師所擔負的鉅大責任。那麼當我們以一種會影響到我們及他人心靈的方式工作時，責任會比之更大多少呢?所以我請求你，在開始從事任何這種本質的工作前，非常認眞地考慮下列的觀點。

不要因爲好奇心或快感而去嘗試芳香療法技巧。只有在你以及其他牽涉在內的人，有著想得到治療、洞見、自我成長或靈性成長的眞實渴求時，才從事這樣的工作。

不要試著利用精微芳香療法，在未經他人知曉得同意的情形下來影響任何人；隔空治療則爲例外。但即便如此，需要治療的人最好也能知道你在以這種方式提供幫助。

決不要聲言能用精微芳香療法來治療身體上的疾病。身體上的治療也許會隨之發生，而事實上它通常如此，但是你不應把這想爲你唯一或主要的目的。眞實的療癒有時會是讓一個受苦的人平靜甚至喜悅地死去。

不要對任何重病的人施以芳香療法(傳統或精微皆然)，除非他們的醫生知曉，並無異議。

不要嘗試用能改變心情的精油來規避掉你生命中的艱難時刻。記得，危機即轉機。用這些精油在這些時候扶持你，使你能度過並超越危機。相似地，如果你用精油來幫助自我成長或靈性成長，不要期待它們取代你的內在努力。成長是件艱鉅的工作！這些精油能在此類工作中幫助你，但它們卻無法取代此類工作本身。它們不是神奇符咒或即刻開悟之道。

最後，永遠都要由你的大我來工作。我們微不足道的人格很容易便會介入、妨礙，但所有的治療或精微工作，都需要在一種純淨而利他的動機下進行。把你的工作奉獻給代表你個人信念系統中最高典範的任何事物。你可以用基督、佛陀、神、最高善或任何對你有意義的名稱來稱呼這完美典型，但它應該要永遠導引並照亮你的治療工作。

現在開始轉向實際的工作方法，讓我們以檢視你該如何利用舊式芳香療法的手法——按摩、洗浴、精油燈來達到精微的工效，作爲開始。

按摩

按摩對舊式芳香療法工作來說，是很重要的，它對精微芳香療法治療師來說，會是一個很好的起點。你可能會希望由僅僅是把一個精細的意圖帶入你的身體按摩工作中開始。當你在選擇及準備精油時，祈請出較高層次的植物能量，並且知曉這按摩接下來將在超越心理及身體的層次中，對接受治療的人工作。在心中描繪出生產出你將要使用之精油的植物或那些植物的心像，並試著在你工作時，在你腦海中載有這個圖像。在你開始工作前，先使你自己的能量穩定下來並歸回中心。(如果你不知道該如何做，你可以參照其他章節中的建議。)

如果你將要按摩的人樂意接受將按摩用作精細療法的這個想法，你可以將這整節按摩提昇到一個更爲精細的層次。一開始時，先與你朋友討論他或她想在這節按摩中得到什麼樣的效果。這將引導你如何選擇精油；雖然若是你們倆的頻率調得很對，你很可能會早已有些直覺，知道用什麼樣的精油才適宜。告訴你的朋友你選擇了那一種或那些種精油，使他或她能去覺知將在這節按摩中呈現出來的植物能量。然後你們倆都可以在心中形構出這植物的圖像，然後祈請其幫助。有些人喜歡在一節按摩開始前一同冥想一會兒。如果你是如此的話，你可以選擇以植物及其療癒力作爲冥想的對象。

開始按摩時，照常，在你的所使用的基礎油中，將你所選精油或幾種精油加以混合，但是要用稀釋的比用在簡單的身體按摩中還低的劑量的。你所需要的，只是稀釋到百分之一，或甚至少到半個百分比的精油。當你開始按摩時，不要施以重擊，尤其當它們可能會使接受治療的人不舒服時。把重點集中在輕輕的撫按，以及綿長掃打式的敲擊，特別是那些能影響能量流的(舉例來說，順著經絡的敲擊)。把你的手擱在這具身體上任何覺得需要特別治療的區域，並覺察由你雙手流向你朋友的治療能量。特別留意肢體末端：手、腳及頭部，把那兒的所有負面能量(如果有的話)給掃除掉(每當你這麼做時，別忘了輕快地抖動你的手)。在這節按摩的最後，加入一些不碰觸身體表面的敲擊(氣場按摩)。在開始這個階段的按摩時，把你的手持在你朋友的身體上方處，並且緩慢地移動它們，去感覺那些覺得冷、熱、阻塞住或不知怎麼地有些擾動的區域，並且在你覺得需要的區域上方，輕輕敲擊。

如果你以往沒這麼做過，也不用憂慮——你將會爲你竟能如此簡單地接收到這樣的感覺，而感到大吃一驚。你可能會發現，閉上眼睛做會比較容易。如果你眞的什麼都感覺不到，試著讓你的手更靠近你朋友的身體一些，或移的更遠些。

總是以和身體有一點點距離的從腳掃到頭的綿長捶擊，來結束按摩。最後結束時，握住你朋友的腳一分鐘或更久的時間，以使他或她的能量穩定下來，和緩地回到日常生活的現實中。讓你的朋友有足夠的時間休息，品嘗這體驗，並且，如果適當的話，和你一同討論這體驗。不要忘了在最後時，也同樣要讓你自己穩固下來。

按摩對精微芳香療法的領域提供了一些好處。第一，它可作爲對這個領域之工作的寶貴引介。它是芳香療法中最常見的形式，無論是治療師及接受治療的人，都會覺得一開始時先在這熟悉的框架中工作，較爲安心。第二，那些漸漸變得對精細的能量層次更爲覺知的人，有時也許會失去與他們身體的接觸(有時甚至把這種情況視爲是一種有利的情形)。而這和緩的身體按摩可以幫助我們保持踏實並維持在人的狀態中，因爲畢竟這是我們能在這星球上有效發揮功能的唯一方式。第三，按摩能釋放掉身體上的緊張及情緒障礙；這兩者都是對成長的一種妨礙：當你的身體一直在提醒你它存在的所有苦痛時，要冥想、觀想或揚昇到更高的層面，是件很困難的事。記得，哈達瑜伽就是設計來使瑜伽行者在身體上更適宜坐靜坐(有時坐很長的時間)的一系列的運動。

淨身浴

緊鄰著按摩，沐浴是爲身體層面效益而使用精油的第二常見的方式，而這個手法，同樣也可以很簡單地改造爲精細的使用法。

再一次地，意圖是很重要的。在心中清晰地想著你做這沐浴想要達到的目的，並且非常有意識地選擇你的精油，在心中形成這植物的心像。就像在選擇按摩用的油時一般，請求這植物的援助。

選擇一個你不會被打擾到的安靜時間。如果你不是獨居(或有兩間浴室!)的話，選擇這一戶中其他成員不會吵鬧著要用浴室的時間。如果你的浴室燈火通明（多半爲了方便），可以考慮用蠟燭替代普通的燈光。當你準備好要進浴缸時，把非常少滴的精油滴入水中；也許最多三滴。如果你用的是純花精(茉莉、橙花以及玫瑰)或其他有非常強的散香力的精油，只需一滴就夠了。有些人喜歡讓幾片花瓣浮在水面上，以使這場合更加特別，但是你也許無法總能得到與你所用精油相同植物的花瓣。

現在，進入浴缸中，並且安靜地在裡面躺個十五到二十分鐘，把你的心識把持在你想要藉這種沐浴方式達到的成果上。不要用這個時間來洗滌——如果你想作身體的清潔，要在你進入你的特殊洗浴前，便加以清潔。當你出浴時，試著至少讓這寧靜的狀態維持個一小段時間。把你自己裹在浴袍或大浴巾中，而不要用力地去擦乾身體。

淨身浴可以代表由世俗活動到特殊活動間之改變——例如，在做家事與爲一位朋友提供一節治療之間，或在瘋狂工作一天與晚間靜坐間——的方式。以這樣的方式沐浴，來爲提供治療作準備，是格外美好的方式。

我們可以在不好的經驗——口角、令人震驚的事件、意外事故——發生後，用這樣的沐浴來「清淨」，或在待在諸如像購物中心、大衆運輸工具這樣擁擠的地方——那些你可能會與你在常態之下不會歡迎進入你個人空間中的能量接近的地方——之後，用此來滌淨氣場。

另一個用途，則是用來自我治療：如果你並未有機會讓一位治療師、芳香療法治療師或朋友來爲你作按摩或其他形式的治療，沐浴這種方式會是很有用的。

不要讓淨身浴成爲一種習慣——如果你做太多了，其價值便會喪失。畢竟，淨身這個觀念意味著某件非常特別的事。如果你每天都做，它將只成爲你的日常洗浴。

使房間充滿香氣——精油燈及擴散器

我們從舊式芳香療法中所援用的第三個手法，則是使用精油燈及擴散器來使房間充滿香氣。這也許會是傳統方法中最精細的一種了，因爲它只涉及植物的香味，以最精煉的方式來呈現其能量。我們體驗到的僅爲氣體狀態的精油——物質事物中最非固體的形式。

這也是一個用途極廣的方法，因爲這種吸入蒸氣的方法，可以用來導向任何你所意欲的目的，也可以依你的希求而應用任何一種精油(連那些不能用在皮膚上的精油都可以使用)。

精油燈是使房間充滿香氣的最簡單廉價的方式；雖然它的確有因加熱精油而使其香味改變的不利之處——對非常精緻的花的精油來說，格外如此。「精油燈」並不是一個完全正確的描述，因爲我們並不會去燃燒精油本身，而是用一種夜明燈來爲精油加熱，使其蒸發。大多數的精油燈是陶製的；素淨或花俏的，隨你喜好。在它們的底部有一個空間可以放置夜明燈，並有一些可以讓空氣流通的孔洞，而在上頭則有一個小碟子，可以承載精油。在這小碟中盛水，並且在水面灑幾滴精油：至於要灑幾滴，則要看你想要散香的空間之大小而決定。找一個碟子夠大的精油燈：碟子如果太小，水會早在夜明燈燃盡前便蒸發光了，使剩下來的精油燃繞成黏黏的、氣味難聞而難以清除乾淨的殘留物。不要買偶爾會出現在市面上的金屬精油燈：與金屬接觸，會很快地使精油產生變化。

除了便宜、簡單之外，精油燈還有另外兩個優點：它們都是安靜無聲的，而會製造出柔和的光，非常適合用於靜坐。

要把香氣散放到三公尺見方的地方，可以在水碟子中漂浮個四到六滴精油，若要散放到更大的房間，則需要更多滴。如果你要把香氣散放到一個很大的地方，諸如進行工作坊的大廳或治療團體、靜坐團體所使用的大會議廳，最好用二個精油燈，也許在這空間的二頭各置一個，而非在唯一的一個精油燈中放一大堆精油。

而另一個選擇，則是精油擴散器。精油擴散器是由小塊小塊的器械所組成的，以電子幫浦來把小滴小滴的精油給推散到空氣中。

擴散器最主要的優點，在於它們不會使精油加熱，所以香氣不會被扭曲。另一個優點則是它們可以很迅速地將香氣散布到一個很大的空間中，這也使得擴散器比用在工作坊中的精油燈更有效率。擴散器有一個缺點，就是即使是最安靜的擴散器，也會製造出一些可能會使人在治療過程或靜坐時分心的噪音。你可在你的活動開始前，用一台擴散器，來使你所選擇的精油充滿這空間，而如果需要的話，可以在這會晤的休息時間(如果有的話)，短暫地把它再打開。擴散器所釋放到空氣中的精油量，是由這器械運轉的時間長短，而非開始時所放入的精油量所控制的。

房間散香能作許多的應用，而結果則主要依用何種精油而定。

如我先前所建議的，一個主要的用法，是將香氣散放到一間將要用來靜坐、治療等的地方。這與傳統焚香的使用法極爲相似，而依所用精油的不同，可以以種種方法創造出一種靜謐的感覺，幫助深化呼吸及促進靜坐，詳細方法請參見第 10 章。

精油燈或擴散器的一個重要用法，是在用來爲一個有時用來作靜坐、治療或此類活動，但其餘的時間則用在世俗目的上的房間擺設。這也許會是在你家中——如果你沒有足夠的空間去騰出一個房間專作此用；但是在利用公共場所、租借的大廳等，來進行治療團體、工作坊或靈性教導時，去作這般的擺設，則是格外重要的。

這樣一個空間中的振動頻率，也許一點也不適合於你的目的，而你將需要去清除掉任何由其他使用者所創造出來的負面能量，並且爲你的治療工作，創造出一個更適意的環境。你甚至可能需要在某個純物質的層次上，將氛圍清潔一番，來將腐壞的香煙味、酒精或熟煮食物的味道去除掉。

當然，就如能用於團體一般，精油燈也能成爲個人靜坐的一種輔助，而在作個人用途時，你應該只用二或三滴精油，並且把精油燈置於你所坐之近處。個人靜坐的另一種選擇，則是單單去吸聞手帕上的精油味(見吸入法)。

另一個房間散香法，則是清潔曾發生過某些不愉快之事件的地方。爭執、打架或任何類型的創傷，都會在其發生之處，留下非常負面的振動頻率，而大體來說，這事件愈大，它所製造出的負面能量將會持續愈久。如果你與你的伴侶昨天起了口角，燃燒一種具清淨力、能使人愉悅的精油，大概便足以清除掉其仍存的負面性，但如果你家是位於古戰場的舊址所在，你最好能規律地使用精油燈或擴散器。

蒸發了的精油的一個較不那麼顯明的使用法，是促進所有型式的創造力。作家、音樂家、畫家以及工藝家，可以因在他們工作的地方使用精油而獲益。某些特定精油以能提升創造力或活化右腦(直覺)而聞名，但如何選擇，則完全依個人狀況、他們在做的是何種工作，以及他們在某個特定時刻覺得自己的需要爲何而定。玫瑰精油可以作爲激發一波原創性想法的精油，迷迭香則對將這些想法轉化爲具體形式的過程有所助益。

使用精油來活化右腦，是創造性觀想及導引想像的一個極有價值的輔助。有些人眞的覺得很難去在這些工作中「看到」影像，而在精油燈中放一些花梨木或在面紙上滴一滴玫瑰或義大利永久花，可以幫助影像流出。

你可以將精油燈的使用，與這本書中所建議的大多數方法結合，例如，蒸餾與你用來按摩的精油相同或在某種方式上與其互補的精油。

按摩、沐浴以及精油燈／擴散器因此都是可以簡單地就由傳統芳香療法應變爲更精細的使用法的主要方法，但是也有其他不屬於常見芳香療法藥典中的一部分的其他想法，可以去探索。

氣場按摩

我先前已簡短地談到氣場按摩這個課題，建議它該如何在一般按摩結束時併入，但是氣場按摩本身也可以用作一種精微治療。疾病在任何身體症狀明顯呈現前，便在精細身中顯現了，而疾病及意外事故的「回聲」（echoes），可以在身體層面的治癒發生已久後，仍然持續存在於一個人的氣場中。情緒性的創傷也是如此。在所有這類事件中，氣場中的振動頻率被擾動了，而將合適的精油帶入氣場中，可以幫助重建和諧。

氣場按摩會對非常精煉的層次產生影響，而即使沒有任何與創傷或疾病有關的負面性，這種工作模式都能調和氣場，並且幫助修補能讓能量流出的「破洞」。

要施以氣場按摩，你毋須在基礎油中混合精油(除非你計劃在同樣的一節治療中，把身體按摩也包括進去)，單單在你開始前，將一滴選用的精油(或數種精油)滴在你手上即可。如果你覺得必要的話，在治療過程中間時可以再滴上一滴。接受治療的人不需要把衣服脫光。在你將任何精油放在手上前，輕輕地把你的手放在你的頭上一會兒，來締造連結。然後非常緩慢地將你的手舉開，試著去感覺那仍然存在於你朋友的頭與你的手之間的連結；雖然它們已不彼此接觸了。現在將你的手向你朋友身體上方移動，看看移到多遠的程度，你仍能感覺到這連結。距離遠近，則因人而異，有時候有極顯著的差別。

現在在你手上滴一滴精油，並且開始在你覺得能量連結最強的高度(可以在適當時候改變)，輕輕捶擊。你大概會發現一些能量感覺起來有所不同、缺乏、混淆或有所破損的地方。氣場之所以會感覺起來不同，可能是由於身體疾病、情緒創傷、哀傷、沮喪、藥物作用(無論經醫生處方而開與否皆然)，或甚至因爲香煙及咖啡的緣故。一位靈性導師說，單單一根香煙，便會使氣場變暗一小時。你毋須知道是什麼導致你朋友氣場感覺的改變，才能去治療它：只需直覺性地對這些改變作回應，改變你的捶擊便好了。你可能會想進行某些短而快的捶打，改變捶打的方向，以圓形的方式進行，或讓你的手靜止一會兒，但是無論你要做什麼，聽從你的直覺便是了。如果你喜歡使用水晶，你可能會想用一個水晶來實行氣場按摩。一個蛋型、球型的水晶，或尖型水晶的長而平坦的那一端，都很適合用來作氣場按摩。

以我先前談到關於舊式按摩法時所描述的方式，來結束一節治療，並且伴著你的朋友，直到你已確定他或她已完全清醒(人們常常在氣場按摩時睡著)，並已將注意力轉移回周遭環境。在這時談話是合宜的，但在這個時刻，有些人也可能會想保持安靜。

相似地，有些治療師喜歡在氣場按摩時保持肅靜，而有些治療師則會喜歡得到受治療者的回饋，而有些則會想給一些溫和的建議，諸如請接受治療的人將注意力集中在某個特定區域。

水晶的使用

結合精油及水晶一起來作治療，是精微芳香療法的一個主支。你將會發現我爲這個領域特闢了一整章。

脈輪能量調理

就脈輪的調理工作而言，亦是如此，而事實上在此有許多重疊之處，因爲水晶與精油都被廣泛地用在脈輪治療與平衡上。再次地，你將會發現一整個章節都在詳細地談論脈輪工作。

塗油

把油直接塗在身上是一個非常古老的手法，常見於許多宗教及靈性傳統中。舉例來說，它便存在於加冕典禮中，這也指出了它的用途之一，亦即表示出一個人的特別。這也便是聖母瑪莉亞把甘松香油及其他昂貴的香料塗在耶穌的頭和腳上，除表現她的愛與虔誠之外，所要達到的目的。聖母瑪利亞也在耶穌的身體被從十字架上取下來時，爲其塗抹甜香料、沒藥及乳香。一位國王、傳教士或巫師也許會塗油以顯示其特殊職位，而所選的油，則常具有特別的象徵意義。不同宗教的傳教士會在病人的死期似乎將近時，爲其塗油，而衆所皆知，這樣的作法，是爲了要將極度靜謐的感覺帶給瀕死之人。

塗油可以用作爲一種保護的形式，藉著在進入一種具威脅性的情境中或一個瀰漫著不悅人的能量的地方之前，將幾滴諸如迷迭香、杜松或岩蘭草之類的精油，塗在身體中，可達保護之效。有些治療師會在爲客戶作治療前，先爲自己塗上油，以祈求療癒能量，並且保護治療師自己不會受到任何可能會由客戶身上吸引來的負面能量之侵害。

塗油這種方式通常應用在具有某些象徵意義的身體部位上，諸如頭部、胸部、手或腳等，而事實上，這所有地方，都與不同的脈輪對應。如果塗油是用來達到保護之功用的，這油必須以逆時鐘的方向敷塗在太陽神經叢的區域。

在對末期病人作治療時，塗油是格外適合的一種方式。它可以在身體層面的芳香療法治療已不再妥當時，喚起一種深刻的靈性回應。

吸入法

僅僅是吸入精油，便能劇烈地改變我們的意識，而這也時常是以精油來協助觀想或強化肯定語句的最好方法。

直接去聞瓶子中的油，常常是過於強力的，所以只將一滴精油滴在衛生紙、棉花或手帕中，是比較好的。全部所需要的，只是一滴精油：在開始觀想、靜坐或作肯定信念練習前，深深地將它吸入。

煙燒、煙薰及焚香

雖然這幾種中，沒有一種是直接談到芳香療法的(並未使用精油)，而我之所以會將它們含括進來，乃是因爲他們幾乎是基於同樣的原則在運作的，亦即吸入一種芳香蒸氣來影響心靈，並且能在某些情境中，非常有效地代替精油。

煙燒包含了燃燒芳香植物的樹枝、葉子或木材，來創造出一種有香味的煙。像杜松及迷迭香這類的灌木，最爲適合。

將芳香的煙用於治療、魔術、儀典上，以達到出神狀態的這種用法，早在有文字的歷史開始的幾前年前，便存在了。我們最早的祖先們可能是在用芳香樹木或灌木的樹枝來作柴燒時，碰巧發現有香味的煙的功能。在考古遺跡所發現的化石花粉及灰燼便足以顯示，人們於六萬年前，便在使用芳香植物了，而且很可能早在那之前便開始了。

在中古歐洲，人們廣泛地使用煙來「驅除邪靈」，而我們仍然可以如「房間散香」一節中所途述的，用它來清除掉房中任何不好的能量。但用來在靜坐等活動前爲房間散香，便不那麼適合了，只因爲煙會是具有擾動性的，而很可能會使人咳嗽。

如果你有一簇開敞的火，就把所選植物的幾根小樹枝，丟在熱或木料上。如果沒有的話，你可以在任何防火容器中，燃燒一些小樹枝，而你可能需要其他易燃的物質來使這乾的植物資材燃燒起來。

煙薰是美國原住民所使用的燒煙方法之一，通常會將西洋杉、鼠尾草及甜草繫綁在一起，作成一枝煙薰棒。現在有些部落的人還將薰衣草加入，但這相對上來說，是比較近期的採用，因爲薰衣草並不是美洲大陸所原產的。(所使用的西洋杉及鼠尾草不是歐洲品種的——見這些精油瓶口處的註釋。)西洋杉是用來使人平衡及並去除惡夢的。鼠尾草是用來淨化的，而甜草則帶來美感，或者如此一傳統的原初持有者以詩意般的詞語所說的「鼠尾草驅除，西洋杉平衡而甜草帶來祝福」。我們可以在避靜室或儀典之場地或需要治療的人的身旁燃燒香草，來達到護及淨化之效。被稱爲「祖母地球之髮」的甜草，有時會被編結起來，單獨地被燃燒。

美國原住民之外的人，尤其是那些對大自然力量及巫師傳統有興趣的那些人，也逐漸開始爲了相似的目的來使用煙薰法。

香草在傳統上是被放在鮑魚殼或防火的陶碟中燃燒。一旦你點燃了這些香草，用一個大羽毛在這鮑魚殼或碟上搧風，以把煙搧向你想讓它去的那個方向。如果你正在清潔一個地方或爲其舉行落成典禮，你應該把煙送往東、南、西、北四個方向，並且，如果你覺得適當的話，召請大地、月、日、動物、植物及礦物的力量來協助。若要爲一個個人煙薰，緩慢地繞著這個人走，以羽毛來將煙往其身上搧，由接近地面處搧起，在恰好搧到頭上時結束。傳統上，這羽毛應該用鷹的羽毛，但我使用的則是在居爾特(Celtic)文化中有久遠傳統的鵝毛。

焚香主要是由芳香樹脂及合成樹脂調製成，以創造出有香味的煙，而且當然在東西方主要宗教以及其他靈性傳統中被人們使用。焚香能精細地改變意識，以與某些精油極爲相同的方式，使我們更容易進入心智靜思或虔誠的狀態中。它也像其他形的煙一般，能用來清潔、淨化及祈求恩賜。

以香的形式售賣的香料，通常品質不佳，可能會攙入劣質物。較廉價的香的芳香原料，通常是合成的，所以它們對精細的能量目的來說，一點也沒有用。買散裝的香以及炭塊，在其上將香點燃。

有許多不同香是我們可以取得的。其中有一些是用和與其對應的精油(沒藥、乳香、安息香等)相同的合成樹脂造成的，所以你可以推衍出它們的屬性。其他的則有能暗示其用途的名稱。如果你不確定某種特定的香是用來靜坐或淨化等等的，你可以詢問供應商，他們應該曉得。

雖然這些註釋含蓋了所有使用精油及本書中其他材料的方法，但他們不應該被認爲是限定性的。如我在本章一開始時建議的，你可以任意改變、摒棄或發明。這些是曾對我、我的朋友及同事們有效的方法，但唯有經過實驗，才能顯示它們是否適合你。如果不適合你，沒有任何「原則」，阻止你創造新的工作方式。這就是知識之所以擴展的方式。

而唯一重要的是，精油是要用來造福人類的。

第 7 章

占測與芳香療法

擺錘對任何運作精細能量的人來說，都是一種非常有用的工具：簡單易用，應用方法繁多，體積小，輕便易帶，而在各處皆可取得。

擺錘是如何工作的呢？我相信它能擴增使用者的直覺。擺錘並不會知曉任何事，或擁有超自然的特性。更確切地說，它能幫助使用者契入他或她自己的意識心，也許更契入集體潛意識。

任何人都可以使用擺錘。沒有什麼秘密可言，也不需要任何的技巧。僅僅就去信任那個事實，即擺錘會對你有用——而它也眞的會如此。

許多讀者可能已對擺錘的使用法十分熟悉——占測，但對那些不十分熟悉的人，我將簡短地敘述這個系統的要點，然後再繼續討論它是如何被應用在精微芳香療法中。

所謂的擺錘，是指繫在細線一端的小物體，就像水管工人的鉛錘線一般。用任何物體來當擺錘都行，只要它夠重，足以使細線在靜止時垂直地懸掛在那兒。人們常常會使用結婚戒指來作擺錘，而我也曾以黃銅鈕釦及一根細繩，臨場作出一具很有效的擺錘。隨手作出的擺錘也許是由木材、金屬、水晶及其他材料作成的，並有種種不同形狀，諸如洋梨或淚珠型的、圓錐型的、倒洋蔥型的，雖然當用在較靈敏的工作上時，最好的形狀是那些尖端朝底的。如果你認爲你會經常地使用擺錘，那麼便很値得去尋覓一個覺得對你完全適合的擺錘。它放在你手中時，應讓你感覺十分舒適，而它的外表應令你賞心悅目。一旦你選出來後，記得把你的擺錘放在一個小袋中，當你不用它時，把它放在手帕或布中。

擺錘通常是用來回答問題的，雖然也有其他的用途；我隨後會觸及到。問題必需是要能以是或不是來回答的，而答案則可由擺錘擺動的方向推測出來。舉例來說，也許當擺錘以順時鐘方向轉圈圈時，代表「是」，而逆時鐘方向轉時代表「不是」，或可能當它前後搖動時，代表其中一個答案，而左右搖擺時，代表另一個答案，或再度地，可能當它轉圈圈時，代表某個答案，而以直線方式搖動時，代表另一個答案。這可能因人而異，因擺錘不同而不同。一個擺錘會爲你的朋友以某種特定方式擺動，並不一定意謂著它也會以同樣的方式對你擺動，所以當你在新使用一個擺錘時，所需要作的第一件事，便是去確定當你用它時，它將會如何擺動。

要確定它會如何擺動，你可以把這細繩或鍊子持握在你大拇指及食指之間，使擺錘得以垂直並靜止地由你手中懸垂下來。將你的手肘放在桌上，或其他平坦的面上，常會有所幫助，有些人也會喜歡以另一隻手來支撐它們的手腕，以使正在工作的那隻手保持靜止。你的手一點也不應該移動：當你開始使用擺錘時，它將會自行搖擺，毋須你的手的任何動作。你可能會喜歡用右手來試擺錘，然後再用你的左手試，發現出何者最適合你。

以找出擺錘對「是」這個答案的反應開始。你可以直接請求「請指引我是的方向」，或詢問一個你知道答案是肯定的的問題，來達到這個目的。舉例來說，你可以把這擺錘放在一瓶薰衣草油的上方，並且詢問「這是一瓶薰衣草精油嗎？」無論你接下來觀察到的擺動方向爲何，那便會是對「是」的回應了。接下來，你重複這個程序，來發現對「不是」這答案的擺動方向。你毋須大聲詢問這些問題，雖然這麼做是完全可以被接受的——如果這是你喜歡工作的方法的話。在心中用話表示這些問題，便十分足夠了。

一旦你確立了你的擺錘對這兩種可能答案的擺動方向後，你通常會發現，當你在使用其他擺錘時，它們也會以同樣的方向擺動(雖然它們被他人用時，可能會顯示出不同的擺動方式)。然而，這並不是絕對無誤的，所以每當你使用一個新擺錘時，你都需要將這個程序重新走一遍。你可以很合理地確定，一旦你確立了某個特定擺錘的方向後，方向便會是恆定性的，但是即使連這點都不是十分確定的。我以往常常認爲，一旦確立了，某個特定擺錘對某個特定使用者的擺動方式，便是不變的；直到我取得了一個非常重的黃銅擺錘，由於它的擺動方式便常常改變，所以當使用那種特定工具時，我必須在每一節工作開始時，重新確立其擺動方式。然而，這是不常見的情況。

如同觀察擺動方向一般，你也可以觀察擺動速度及擺幅廣度之差異，而在某些應用法中，這些能成為強調的衡尺。舉例來說，你可以試著用你的擺錘去確定是否某些特定食物是有機栽植的。你可以詢問諸如「這食物中是否有任何化學殘留物」這樣的問題，並且對每一項物品一一進行此一程序。一個非常大而且／或迅速的「是的」的擺動，也許是指示高程度的化學殘留物，而較小的擺動則暗示著較低程度的污染物存在。

如果你是新開始接觸占測，可以試著常常使用你的擺錘，直到你覺得有信心去使用它。

當我們開始將占測運用在精微芳香療法中時，有一些區域是很有價值的。其中一個區域，便是去決斷出某種精油是否是純淨、不摻假的、可靠的等等。這些因素在舊式芳香療法中是十分重要的，而當在精細的層次中工作時，這些因素可能會更為重要，因為即使是一點點的不純淨，當然都會改變精油的振動頻率。雖然我所有的精油，都是向少數一小群我信任的供應商購買的，但是我仍然會不時的對我新取得的精油，進行這種擺錘測試。由於我的供應商對精油的產地都十分的謹慎小心，所以我也很少對測試結果失望，但是如果你對這供應商不熟悉的話，這樣子去測試精油，是絕對有必要的。你可以從「這精油是否是由標籤上所標示的植物所萃取出的？」或者，如果你覺得這樣的標示是不適當的，明確標明眞實精油應取自何種植物。一開始的問題可能會是極其重要的，尤以當你在處理像香蜂草這種常因其價錢及稀有性而以其他檸檬味精油取代的精油時爲然。在這特別的例子中，如果精油不是香蜂草的話，對於明確地需要香蜂草這種振動能量的精細層面工作，便完全無用了。

一旦你確立你的精油確實便是其所聲言是的精油時，你便可以持續這些問題，諸如「這精油中有任何化學殘留物嗎？」「這精油中有任何其他摻雜物嗎？」「這精油是否已被稀釋過了？」等等。理想上，對這些問題中的每一個的回答，都應該是「否」。如果擺錘指示，有任何的摻雜物，你可以繼續下去，問問這精油中是否被加入了某些合成物質，或它是否曾與一些與我們所需精油不同的某些精油或些微的這些精油混合過，雖然這樣的資訊只是爲了你自身的利益，因爲摻有任何外來物質的精油，對精細工作來說，都是無用的。

占測能有非常顯著之幫助的第二個區域，是在決定那一種精油最可能最有助於你在某個特定時間心中想達到的用途。有些芳香療法治療師在實行傳統芳香療法時，會用占測的方式來發現最好的精油，或幾種精油的混合，用於客戶身上，雖然受過訓練的治療師眞的應該十分精熟於每一種精油的屬性及用途，所以該爲每一位客戶作的選擇，便能毫無困難地自行呈現。然而，在精細芳香療法中，某種精油已確立的屬性及用法，並不總是對其精細用法的最好指引。事實上，我們在知性上對某種精油的了解，有時候會阻礙了我們對那種精油的直覺性反應。

即使現存對精油之精細作用的少數的指導原則，也只能作為一般性的指引，因為我們在處理的，是非常精細的振動頻率；我們在處理的，是植物及其精油之振動頻率，與使用它的個人或團體間的感應。你可能會發現，有許多精油在理論上，都能達成你所尋求的效果：占測可以幫助你去發現最適合的。

要為你的目的找出最好的精油，若一一占測你所擁有的精油，則可能會浪費時間及精力，除非你只有非常小的收藏量。由你與這些精油的先前經驗，或由這本書或其他書籍的指導方針中，選擇出那些看來最可能有所幫助的，然後進行占測，以從其中作出你最後的選擇。你也可以選擇先把你所收集的精油分為三或四組，然後再用「我所尋找的精油是否是在這一組中？」這樣的問題來測量。我自己的精油是分四箱收藏的，所以我會問「我所需要的精油是否是在這一箱中」。藉著縮減你所需檢測的精油瓶數，有時可以節省很多時間。然而，如果最後的選擇是一種混合，很可能不同的組成精油，會四散在你收集的各組中，而這方式就不管用了；你可能在測試每一箱或每一組精油時，得到的都是「是」的答案。

在選擇你一小組可能的精油後，你可以提出「這些精油中的那一種，這回會對＿＿＿＿＿有幫助」這樣的問題來測量(寫入要受幫助的人的名字)。或者你可能會想問「這些精油中的那一些，將最能提昇我們今天的團體靜坐?」你會注意到，這些問題中的每一個，都提到現在時態：這是很重要的，因為即便所包括的人是相同的，今天或下一週所適合的精油，也可能不同。這種情形當然適用於傳統芳香療法，所以如果你正在由傳統方法進展到更精細的工作，你應該早已熟悉這個原則。

讓你的精油瓶彼此分開夠遠地放置，讓擺錘能清晰地在每一瓶精油上方擺動，而不會被鄰近的精油所影響。如果你把它們放得太近了，你可能會得到一個不確定的結果。當在這種特定情況下測量時，你可能會發現，擺錘會對任何不特別適合你當下使用的精油作出「否」的反應，或者它根本就不動了。對可能有用之精油的反應，其擺動的速度或尺度可能會有所不同，這也可能使你能選出某一種精油，作為最佳的選擇。

如果不能的話，你可以把所有顯示出否定反應的精油移開，然後繼續試其餘的。如果它們所適合的精油數量不超過三或四種，你也許可以就把它們混合在一起，或你可以再測量一次，問問看混合是不是最好的方式。如果測量的結果，或你自己決定不想混合，你可以更一步的測量，問問「這三種(或無論是多少種)中的那一種，是我最應該使用的？」

以這樣的方式占測，聽起來好像很冗長、很複雜，但其實只要非常短的時間便能進行，而當然你愈去測量，你對這整個程序便愈熟悉，而你便能愈快地完成它。

當我以這種方式來占測所需精油時，我會把瓶子轉面，使瓶上標示背向我，如此，我便如何也不會被任何我對每種精油智性上的了解所影響了。這樣，我便能更確定地，直覺地對精油的能量或振動頻率作出反應了。

如果你想要選擇一種或幾種精油，來作爲個人精細層次之用途，那麼這種特定的占測方式便格外寶貴。

當你在爲另一個人或團體占測時，在你自己及另一個人或一群人的能量間，總會有一種互動。如果你對其他人夠敏感、夠敏銳，你將很不難感覺到你想幫助的任何人的需要。而比較難的，是去知道我們自己的需要，特別是在最精細層次的需要！如果你有機會接近其他芳香療法治療師或治療者，我想，去尋求他們的幫助，而非爲自己配方，是比較適當的。然而，不免總會有當我們需要幫助時，無法及時得到外在援助，而在這樣的時候，擺錘幾乎可以代替另一個人的投入。

當你需要爲你個人的用途去選擇一種精油時，事前花幾分鐘的時間，試著清除你心中對你目前狀態以及那些精油可能適合的所有先入爲主的觀念，是很値得的。發展出一種對你的高我以及其指引你選擇之能力的信任態度。如此一來，你便最有可能選出最適當的精油——無論是用占測方式或選擇其他一些方式。當作下選擇後，不要讓你對這精油之屬性的智性上了解——無論是精細或身體層面的——讓你質疑或改變那個選擇，除非有一種強迫性的原因，諸如需不應使用那種精油的身體狀況(懷孕、高血壓、癲癇等)讓你這麼做。無論如何，我尚未聽過以這種方式選出來作精細用途的精油，會在身體上對使用者有所損傷。

而決定採用那一種使用法，諸如沐浴、塗油、蒸氣法，通常比決定採用那一種精油或那些精油的混合要容易，但是如果你有任何疑惑，你總可以藉著問問「今天爲______使用此精油的最好方式，是否是氣場按摩」(寫上要被協助的人的名字)，來占測出最好的使用方式。

有時，以占測方式來發現所提出的治療、靜坐等的時間是否是適當的，也會很有助益。一天中的時辰、月亮週期、行星性的影響，以及所牽涉之人（治療者以及需要治療的人皆是）不斷在變化的能量，都會影響結果。許多沈思這類精細工作的人，都會本能地知道時間是否適當，但如果覺得不是很確定時，便可用擺錘來判斷。

測試精油，以及選擇精油、方式及時間，都涉及用擺錘來回答問題，但擺錘也可以用在精微芳香療法中的其他一兩種用途上。尤其，擺錘可以在從事脈輪工作時使用，在治療之前評估每一個脈輪的能量狀態，而這將在脈輪一章中更完整地描述。有些治療師會用石英、紫水晶或其他水晶製的擺錘來作爲直接的治療工具，而再度地，這被包括在這本書適當的部分中。

你可以用擺錘來找出地線或其他有益與有害的地球能

量顯現的位置。這在治療中會是極有價值的，因爲愈來愈多的證據顯示，有些人之所以會生病、復原緩慢或對治療無所反應，乃是因爲他們住在地線交叉點，或睡在他們家中被某些負面地球能量所影響的區域。地理壓力這個詞語，便是用來描述這些影響對我們健康的影響。如果任何你所知道的人——客戶、親戚或朋友甚或你自己——自從搬家後便生病了，或覺得莫名地異常疲累，或即使在治療後仍痊癒的很慢或無法由任何狀況中復原等等，或如果你知道某間屋子的居住者接二連三的生病了，你都可以去調查一下地理壓力的可能性。

占測可以用來找出造成地理壓力的負面能量之源；在地圖上或在實際地點上進行皆可。爲一張地圖占測，可以省下許多若在實際地點占測所需的時間。

要爲一張地圖占測，擁有一副有著細針的擺錘以及擁有你所能獲得的最大的地圖，是很有幫助的。若如你想試著在一個相對來說較小的區域用針標示出某些影響，那麼將地圖的一個小區域放大，可能會是有幫助的。在開始之前，請求你的擺錘向你顯示，當找出你所尋找的特定特徵之位置時，它該怎麼擺動。時常，將會是在地圖點上的圈型擺動。如果在那一點的能量十分有威力的話，會造成擺錘相對來說較大的擺動，而在小規模的地圖上，這會讓人十分困惑，因爲擺錘所繞的圈，可能會涵蓋也許代表好幾哩的區域。然而，在有一副適合的擺錘、足夠大的地圖，以及一些練習的情況下，這並不困難。

要在一個實際地點占測，有些人較喜歡使用占測杖，但我曾用擺錘達到同樣成功的功效。要弄清楚你正在尋找的是什麼事物，並且請求擺錘在找出它的位置時，加以移動。擺錘將保持遲滯，直到你接近負面能量的源頭或地線或你在尋找的任何事物，並且一旦你與這能量源頭靠得夠近時，便開始移動。當你再度離開那個能場時，它便會停止移動，如此你便能用針指出非常精確的能量區域。

如果你不確定該去占測負性或正性能量，你可能會考慮雇請一位有經驗的占測師來爲你占測。

如此所得到的資訊，將有益於治療，因爲有時要啓動治療程序，只需要將床移動個幾英尺，或將一位不舒服的人待了好長時間的桌子或椅子加以移動即可。在無法作那種簡單調適的地方，例如，如果一整個房間或一整間屋子都被影響到了，可以購置能反動地理壓力之不利影響的器具。視問題來源而定，你可以用水晶以及精油來治療環境，而我們將在另一章中看看某些如此做的方法。

當然，你也大可以用占測的方式，來找尋正性、能帶來活力的能量，並且有意識地將其用於治療、冥想、爲你的床及桌子安位等等，把它當作一種能增加你身體健康及精細能量的方法。

如果你寧願用占卦杖（divining rods）而非擺錘來從事這類工作，它們也很容易做。你需要兩個金屬衣架子以及兩枝已耗盡使用壽命的圓珠或毛氈筆。把衣架子切斷，所以你便可以擁有約二十英吋長的金屬線，並且把它彎成直角，如此你便有八英吋長的短邊及十二英吋長的長邊。把每枝筆裡面的東西都取出，如此你便可得到剩下的塑膠筆管。把二條金屬線的短邊分別放入塑膠筆管中。在雙手中各握著一條筆管，讓金屬線直向前指。當你接近你正在尋找的能量源時，這二個金屬線桿會擺動開來，指向側邊，而當你移離這能量源時，金屬線桿將會搖擺回它們最初的位置。占卦水源的人，自不可考的年代以來，便曾以這種方式來占測潛藏的水源。

以占測方式，依周遭地球能量，選擇出最適合居住的地方之藝術，被稱作風水，在早期曾廣泛地被使用，特別是在中國。任何建築物都要在其地點已占測過，確定充塞其中的能量對未來的居民有益，並決定了這建築物最好的配置後，才會開始興建。

如果找出了房屋中負面能量的區域，你接下來便需要找出其所牽涉的是那一類能量，如此一來，你便能決定是否該用精油、冥想、水晶來清除或抵消它，或者是否買一個被稱作RadiTech小裝置，揷上電來做這工作，以更有效率。原則上，如果原因特別是物理上的，諸如地下水、礦床或有害的地球射線，RadiTech可能會比較有效。如果你在處理的是無法追溯出任何物理原因的負面能量，靜坐加上精油或水晶，或這三者的任意組合，可能會更合適。(我在這兒指的並不是「鬼」或「驅魔」那完全是另一回事，而不能與精細芳香療法混為一談。)

若要發現房屋中負面能量的區域，是否是實際的地球物理學特徵的結果，或者也許是來自過去事件或更早的居住者的負面思想形式迴繞在那兒，你也許需要詢問擺錘一些輔助性的問題。你可以提出諸如像「這個地區的負面性是否是由於物理上的影響？」這樣的問題。如果你獲得了「是的」的答案，你接下來可以問問一台電子裝置是否是最好的解決方式。如果對於第一個問題，你得到了一個「否」的答案，你可以問問「這個區域的壞能量是否是由某些負面的思想形式所導致的？」如果答案是「是」，你可以詢問精油、冥想或水晶是否能幫助清除它。(記得，這會需要三個分別的問題，因為擺錘只能給予「是」或「否」的答案。)

在這本書所言及的範圍之外，擺錘也可以用在其他的目的上，諸如鑑定食物過敏、找出失物位置，或發現水源地等等。你也許將能夠想到其他的應用方法。

而唯一有效的準繩，則是你在使用擺錘時，要懷有一種真心想要獲得一些資訊，使你得以以某種方式去治療人、幫助人或提供服務的意圖。如果你用擺錘來輕浮地問問題，或試著想得到你無權取得的資訊，你很可能會得不到任何反應。擺錘不是一個玩具，應該負責而有道德地去使用，就如同使用精油一樣。

第 8 章

脈輪能量與精油

使用能影響脈輪或身體能量中心的精油來工作，是精微芳香療法的主要領域之一，也是那些新接觸精微治療工作的人，最容易去了解並加以實行的領域。脈輪能量的基礎理論在「精微構造」一章中已經概述過了(雖然我確定許多讀者對此的了解，早已比這兒所能談及的更詳盡了)，而為了去了解脈輪能量與精油間的關係，我們現在需要去探索個別的脈輪。

當你在閱讀以下對每一個主要脈輪本質的概述時，看看是否任何精油會向你自薦。當然，我將再進一步討論精油及個別脈輪間的關係，但你若開始試著自行作連結，你的學習將會更深入。不要把它想得太難！只需對任何可能浮現的有關那一種精油比較適合的自發性想法或感覺開放即可。

七個主要脈輪

✲海底輪

人們通常描述海底輪位於脊椎底部，雖然有些老師描述它的位置是在會陰處(肛門及生殖器之間的肌肉區域)，而我認為後者是更具說服力的。這個脈輪的能量顏色是紅色的，音根是 LAM。

這個脈輪與所有原素中最固體性的土原素相連結，而與其相關的形狀，則是四方形。(這不是這個脈輪本身的形狀，但是一個在傳統上表示土原素的形狀。)如果你把它想成是一個立方體或三度空間的正方形，甚至更有助於去了解海底輪能量的特性。立方體是所有幾何形狀中最堅固的：它堅牢地穩坐在地上，很難取代。這個脈輪的振動頻率是七個脈輪中最緩慢的。

海底輪的焦點，是物質層面的存活，以及諸如食物、飲水及睡眠等的基本需求。它的梵文名稱意味著「基礎（The foundation）」，而這個脈輪也支持著所有更高層次的活動。這也是我們所藉以紮實或與地球能量連結的點。想想一個以傳統蓮花式或單只是以雙腳交叉的方式坐在那兒靜坐的人：其會陰會與地面接觸。這般的身體上的類比，能告訴我們許多有關每一個脈輪之振動本質的事。如果一個人缺乏身體能量，海底輪很可能被耗竭或阻塞了。這對任何覺得不紮實、「迷迷糊糊」或「用頭腦生活」的人來說，也是適用的。

❊生殖輪

這個脈輪位於薦骨(脊椎下部的一塊三角形的骨頭)的高度，與肚臍稍微下方的一點相對應。它的能量顏色是橙色的，而其音根則是 VAM。

生殖輪與水原素有關，與其有關的形狀是圓形或球形。球形不若立方體那麼穩固，但是同樣地，它也自由多了。球體可以向任何方向移動，就如它所象徵的元素——水——一般。

這是性能量及創造性能量的中心。它也與體內水元素有關。嚴格照字面的意義來說，精液、月經、尿液以及腸子中其他的液體，全都是被生殖輪所影響的。較不嚴格地照字面意義來說，我們可以把這能量與創造力的「流動」及「情緒潮」的變動，聯想在一起。所有創造性的衝動，都源自於此，無論是新生命的創造、一首詩或是一幅畫。這個脈輪中的能量太多或太少，都可能造成性方面的困難有關，或更一般性的毛病，但同樣地也會造成創造方面的困難，諸如作家的文思枯竭。

※太陽神經叢

太陽神經叢大約位於腰部的高度。它的能量顏色是黃色，音根是 RAM。

它與火元素有關，而其形狀則是三角形或稜柱。稜柱將我們的目光向上引向它的頂點，並且指出火向上移動的本質。稜體也能傳導光——光也是火元素的一部分。沒有火(也就是太陽)就不會有光了。

這是我們與外在世界產生關聯之處。驚嚇或有壓力的事件，比其他事件更會影響至這個脈輪。這是我們意志的中心，但也是我們與神聖意志相連的中心。如果個人意志與神聖意志相連，太陽神經叢通常會處於平衡狀態。那些處在極大壓力下的人，這個脈輪幾乎總會顯示出一些不平衡的狀態。火元素是與消化、胃及肝臟有關的——想想看有多少處於壓力下的人們飽受消化問題之苦！

✲心輪

心輪位於肉體心臟的高度。它的音根是YAM，而它的能量遵守著顯示在七個主要脈輪上的色譜，通常被描述爲綠色的。然而，在心輪的能量與粉紅色間，有著非常強烈的連結，某些資料來源顯示，這個脈輪中心是綠色的，而被粉紅色包圍；我也一直這麼去想像它。

統治的元素是風元素，而形狀則是新月或如淺碟般的形狀。這象徵著風元素完全自由的本質：碟子是敞開的——你無法用它把空氣包圍起來。

心輪是與愛相連的(一如你所想的！)。這可能是對另一個個體的愛，使我們與整個宇宙相連的無條件的愛，或對一位神祇的虔誠的愛。這也是較上面的脈輪與較下面的脈輪間的連結點。海底輪、生殖輪及太陽神經叢這三個較低的脈輪，主要是與我們物質世界的經驗相關，而喉輪、眉心輪及頂輪這三個較高的脈輪，則是與心理及靈性經驗相關的。心輪能連接並平衡這些對立。如果能量在太陽神經叢及心輪間或在心輪及喉輪間無法順暢地流動，這個連結便是不完全的，而在這個能量系統的某處，會有一種不平衡的現象。

心輪也可以被想作是身體及靈魂間的環結——經由它與風元素間的連結。嚴格照字面意義來說，是那進出我們肺部(與心輪最接近)的空氣，在維持生命。沒有空氣，生命便會停止，而精神及肉體便會分離。象徵性地，空氣，或更明確地說，是呼吸，使我們有限的人類自我，與我們更高的自我以及更靈性的存在層面相連。呼吸對大多數的冥想形式來說，都是很重要的。花一些時間想想「渴望」、「激勵」以及「死亡」等字的字面上及象徵性意義。

※喉輪

位居喉嚨的底部。它的能量顏色是藍色的，音根是HAM。

它的元素是乙太元素，而所有其他元素都以一種純淨而純化了的狀態(你可以說它們是輕飄的)在其中呈現，而形狀則是星形的。星星會向外輻射能量，而這也就是喉輪的功能。

喉輪是與表達有關的，特別是向外表達出心輪所了解的眞理，以及生殖輪的創造性衝動。這樣的表達媒介，便是聲音(這個脈輪位於聲帶區)，但也同樣可能是藝術中的任何一種。在非常精細的層次中，喉輪是與靈性教誨有關的，而某些老師在這個脈輪中，有高度精煉的能量。那些覺得難以與人溝通，或其向外表達創造力的機會被否定的人，會在喉輪的部分有些阻礙或不平衡。那些沒有活出其眞理的人的這個脈輪，也會顯示出極大的不平衡狀態。

❊眉心輪

它位於額頭的中心，第三眼的位置。沒有任何元素可以與眉心輪聯想在一起，因爲它的振動頻率比任何物質性的彰顯都還要高。其顏色是靛色，而其音根是 AUM。

眉心輪可以與智性及悟性聯想在一起。這指的可能是理智，但有些個人關心的，則是第三眼所象徵的超自然知識、透視力或通靈。悟性也暗指對道德問題以及生命中所要學習的課題的了解。對這個脈輪進行工作，通常會有助於任何頭腦不清的人有益，也會對那些從事的多半是智性上的努力的人有益。那些對暗含在人身中的課題視而不見的人的能量，可能會被扭曲。

❊頂輪

頂輪，或千瓣蓮花，座落在頭的頂部。它的中心是在頭蓋骨盤相會之處(頭骨縫合處或嬰兒頭部柔軟處)，但它的花瓣會伸展開，覆蓋整個頭頂。

就如眉心輪一樣，頂輪並未與任何元素相連，因爲它的振動頻率是純靈性的。它的顏色通常被描述爲紫色，但你應該把它想爲透明而明亮的紫水晶色調。千瓣蓮花時常被描述爲彩虹色的，因爲這是所有脈輪的總結集，並且在其中包含著所有脈輪的顏色。它的音根與眉心輪的音根一樣——AUM 這個宇宙之音——但是在一個更高的八度音階共鳴著。

頂輪能與我們的靈性具體化。它是我們內在上師之座。它使我們表達出我們最高的智慧，並且向終極的智慧開放。在靜坐、冥想及祈禱中，頂輪通常會有極具意義的開啓，而靈性上高度進化的人，這個脈輪無時無刻都是完全敞開的。在基督教藝術中，光圈環繞著基督的頭部，而藝術家則嘗試以祂的聖徒，來描繪這靈性能量的流出。在東方藝術中，佛陀、菩薩及其他高度進化的靈體，通常會有代表高度開化的頂輪的「頂髻」或冠狀突起物。

你可以在那些不願意或害怕向自己的靈性潛能敞開的人的這個脈輪中，發現某些障礙。對於那些對人類生活的物質層面十分執著的人，能量很可能會更缺乏。

在頂輪之上，還有一些有著漸漸更精煉的本質的脈輪，位在頂輪之上的氣場中。

大多數的治療者，會將第八個脈輪含括進去，而你很可能可以感覺到大多數人的第八脈輪在何處，但如果你願意的話，你也可以將另外四個在其之上的脈輪，也就是上至第十二個脈輪處，也考慮進去。

注意：脈輪的音根。以上每一個脈輪之音根中的「M」，應該發鼻音的「N」。所以「LAM」音發起來像「Long」音。每一個音根的起始字音是被加重的，而結尾處如「ng」般的聲音，則被允許停留在鼻中，就好似你在用鼻哼唱似的。如果你想要唱誦這些聲音，通常全都可以以同樣的音調來唱，但如果你覺得更合適的話，也沒有什麼理由不能以上升的音階來唱。有些人較喜歡對所有脈輪單單地唱誦唵 AUM(OM)，由以他們能唱出的最低的音來為海底輪唱誦開始，然後順著音階上升。如果你覺得這些可能性都不適合，如果它們無法與你在你自己中心的能量產生共鳴，那麼去探索聲音的世界，直到你發現你覺得對你最適合的聲音。

次要脈輪

我曾提到位於手、腳及膝蓋處的次要脈輪，而這些值得我們在此注意。那些位於膝蓋處的脈輪，是與在這生命旅程中前進的事有關，就如肉體膝蓋在走路時帶著身體向前一般。在這個區域的一些工作，常常可以對那些覺得被「卡住」，或對他們的道路不確定的人有所幫助。

在腳上的那些脈輪，則是與地球間的另一個連結點。對那些覺得不踏實的人的雙腳以及海底輪的區域進行工作，並且也在氣場按摩結束時進行這樣的工作，常常會使接受者覺得分離，並有「飄浮感」。

手中的脈輪位於手掌的中心，相當於許多治療者可以最強烈地感覺到治療能量的點。如果你試試第 4 章「治療師的角色」中的一些能量交換的練習，你可能會體驗到熱、麻麻的感覺，或是一種像磁鐵在你手的這個部位拉扯的感覺。你可能在指尖而非手掌，感受到這樣的感覺，或也在手掌感覺到這樣的感應，而在手指尖處，也會有更小的脈輪。

關於脈輪的學習，還有更多的面向，雖然在此沒有機會將它們全部一一探索。如果這個區域的工作吸引你，我很強烈地建議你多多閱讀，並且建議你把哈里斯・周哈利(Harish Johari)所著的《脈輪——轉化的能量中心》(Chakras, Energy Centres of Transformation)一書，當作最好的資料來源之一。

精油與脈輪

現在你對於主要脈輪至少已有綱要的概念了，而我們可以開始探索脈輪及精油間的關係。

似乎沒有任何兩個「專家」，會對那些精油該用在那些脈輪上，有完全一致的想法。我想這有一部分可能是因爲我們在此處理的，是無從捉摸而不斷在改變的能量，而部分也因爲當不同的人在編輯脈輪及精油的清單或圖表時，在心中所想的目的或最後結果，也許不盡相同。精油可以種種方法，來影響脈輪能量：鎮定、增強某個特定脈輪的活動、爲其注入能量，或者平衡它們全部等等。所以，我們眞正需要去尋找的，是一些適用於各個脈輪的不同精油，而我們可以依個人需求而加以選擇。

精油及脈輪間的相互作用，能以不同方式達到。有時顏色是其環結，也許是某個實際精油的顏色，其源自的花的顏色，或其香味的「顏色」(如這精油有著「綠色的氣味」或「深棕色的氣味」)。有時，精油是由植物的那一個部分所取得的，甚或植物的類型、其形狀、大小等等，都會使你與某個特定脈輪產生連結。在《植物的治療能量》(The Healing Energies of Plants)一書中的大部分資訊，在此都是很有關聯的。你也許可以藉著應用你對精油精微屬性的所知，覺察到一種連結；你可以占測，你也許會想一一冥想各個脈輪，或你可能只是直覺性地覺得某種精油是正確的。所有這些路子都是有效的，而大多數的治療師，會使用其中的好幾種。

適用於主要脈輪的精油

✲海底輪

能與海底輪共鳴的精油，通常是那些具穩固、增強及集中效用的。主要地，它們是傳統上在香水業中被劃分爲低音的精油，以及一些棕色或紅色的。在這些之中，我們發現一種特性爲紅棕色、黑暗、灼熱、會冒煙的沒藥；它具充電的功效，在海底輪能量被耗竭時，具有最大的價值。廣藿香也是深棕色的，具有深刻、極度持久而土質的香味，以及非常能使穩定人的功效，並能幫助那些傾向於活在他們的腦中世界的人。岩蘭草又是另一種深棕色的精油了，是由一種有香味的草的根部所萃取出來的，而有強烈的穩固功效，但它也具有平衡及保護的特性。就如同它在海底輪層次的價值一般，它也能平衡所有脈輪的能量，並且與太陽神經叢有特別的關係，是太陽神經叢的保護者。乳香以及花梨木，也是具有連接作用的精油，能俱與海底輪及頂輪共振。欖香脂與乳香關係密切，特性上也極爲相似，能幫助我們了解身體與精神間的統一性。

❊生殖輪

與這個脈輪最爲親近的那些精油，通常不若海底輪的那些精油一般濃稠，並且包括了許多催情的精油。在這些精油中，茉莉是最重要的例子，它的本質是極度肉慾的，並能使人暖和。茉莉也會在心輪及頂輪處共振，使愛與靈性的中心，與性中心連結起來。玫瑰的特性雖然比較柔和，但卻同樣地複雜，對所有這些層次也都有效。在生殖輪處，玫瑰與性及生殖能量連結，也與創造力的泉源連結在一起，就如同在所有藝術中所表達的一般，或單純地就是一種對美的大愛。(人們也認爲茉莉能支持藝術的進展，以及對藝術的喜愛。)檀香是生殖輪的另一種精油，而它也會以其較高的頻率，與頂輪共振。

❊太陽神經叢

杜松及岩蘭草，是對太陽神經叢很重要的兩種精油(值得注意的是，如果我們只靠顏色關係來尋找對每一個脈輪最適當的精油，這兩種精油都會被忽略)。如我們早在談及海底輪時所見，岩蘭草是一種保護者及平衡者；而杜松則是一種清潔者。如果你知道你將要去一個擁擠的公共場所，或任何使你覺得不舒服或感到恐懼的情境，在事前用一兩滴岩蘭草精油，塗在太陽神經叢脈輪中是很好的，而總要以逆時針方向來塗。如果你發現自己處於一種沒有事前作好保護工作的情況中，而覺得其他人的能量一直侵擾到你的話，杜松會很快幫助你清除掉這些能量。

❊心輪

這是較高脈輪與較低脈輪間的平衡點，也是愛的中心，而許多美好的精油都與這個脈輪有關。每個人心中最先浮現的，便是那誠然是愛的精髓的玫瑰。玫瑰能增強心輪處的慈愛的能量，而在脈輪因哀傷而關閉起來時，具有深沈的療癒功效。我們會經由花瓣的顏色，而把玫瑰與心輪的粉紅色聯想在一起。也有兩種綠色的精油，是與心輪連結在一起的，亦即佛手柑以及較不爲人知的木香。佛手柑能開啓心輪，並且幫助愛的能量向外輻射。木香是一種柔和的淺綠色精油，但其作用及特性卻一點也不柔和！它帶來道德勇氣，並能協助那些害怕去承認他們自己的最高天賦，並將其完全發揮的人。香蜂草雖然不是綠色的，但卻有一種「綠色」的香味，而因爲它那深刻的療癒特性在哀傷及分離時功效顯著，所以我們可以將這精油與心輪連結。

在太陽神經叢與心輪間的能量有任何阻礙時——這並不是件不尋常的事——木香及香蜂草也會是十分寶貴的。將這些精油用在這兩個脈輪間的區域，以將障礙釋放掉。

茉莉會溫暖心輪，並且經由它與生殖輪及眉心輪間的連結，能對心輪那作爲較高及較低脈輪間平衡點的功能，有所幫助。

※喉輪

有兩或三種精油對這表達中心格外適合。人們一直把德國洋甘菊與喉輪聯想在一起(在這兒，顏色上的連結，就是很明顯的了)。它能傳遞一種鎮定的力量，並且使眞理得以在不帶憤怒的情況下，被說出來。英國洋甘菊(Anthemis nobilis)則是一種非常柔和的淡藍色，與喉輪在一個非常高的八度音階中共振，能激勵對靈性眞理的表達。有時，我們會到這色譜的另一端，用沒藥那爲人充電的效用，來幫助任何因恐懼或缺乏自信而保持沈默的人

❊眉心輪

在此，我們所關切的是心智與思想，而就如你所料想的，屬於頭部的精油迷迭香，是很重要的。如果配合適當的觀想或意圖來運用，迷迭香能與心智的更高層次連結，並且使我們更清晰地了解靈性的眞理。杜松的漿果是靛青色的，與眉心輪相對應，能協助眼通——但只有當它應用在利他目的上時。義大利永久花能活化腦子的右半部，深化直覺力，並使我們更易進入無意識領域，而百里香則有相反的功效，能刺激左腦，以及一些意識及智性上的努力。

❊頂輪

有非常多的精油，與千瓣蓮花那擴展性及光芒四射的能量共振。你將會發現，其中有一些，也與其他的脈輪有著親近性，這反映出一件事，就是每一個脈輪的振動是在頂輪處達成統一的。所以，如你先前所見的，茉莉及玫瑰都與生殖輪、心輪及頂輪相關聯，象徵著性的靈性向度。檀香以同樣的方式將天堂與地球連接起來。薰衣草那較高的頻率在頂輪中產生共鳴，而如果你可以得到高山薰衣草的話，便會加重這樣的狀態。乳香一直以其爲頂輪的精油而聞名，因爲它有能力使我們的內在及外在與神性相連結。檀香有非常特別的重要性，因爲它能促進頂輪的開啓，讓閃耀的光流出，並且同樣地允許自我去接受神性之光。你將會記得，這也是一種海底輪的精油，跟乳香一樣。頂輪與海底輪間的這些連結，都是意義重大的，提醒著我們，脈輪能量會形成一個迴路，並且象徵精神與物質不是分離的，而是一個更大整體的一部分這個事實。也許其名稱意義爲「上下如一」(as above, so below)的欖香脂，便最能使這樣的教義具體化。

✲第八及更高脈輪

有一兩種精油，會與頂輪及第八脈輪產生共振，尤以那使我們與神性連結——在我們內外皆是——的乳香爲然。薰衣草也會與第八及第九脈輪那非常高的靈性能量產生共振，但是與這些靈性中心有最強連結的精油，則是橙花。橙花的能量是純淨的、清涼而透明的，能激勵我們最高的熱望。

屬於次要脈輪的精油

當爲那些較不踏實的人進行工作時，若將腳上的脈輪以及海底輪都包括進去，是很有益的。我們所描述的那些與海底輪相關的具穩定功效的精油，在此也十分有用，而廣藿香及岩蘭草，是最適合的。

那些對他們的生命道路不確定或猶豫不定的人，或是那些知道他們想要移動的方向，但卻覺得暫時性地卡住了的人，它們的膝部常常會阻塞，或覺得能量枯竭，木香會幫助那那些膽小或不確定的人——一如你所知的，它在心輪也有這樣的功效。當我們心中知道我們應該做什麼，但卻恐懼去做時，用在心輪及膝部脈輪上的木香，能打破障礙。沒藥是另一個能在這層次上幫忙的精油，而其也許對那些覺得阻塞住或卡住的人，更爲適合。

玫瑰及薰衣草能開啓並活化手掌中的脈輪，而在給予治療或按摩前，若在每一個手掌中塗個一滴薰衣草，則能增進對他人能量之敏感度。玫瑰能將手與心連接起來，並且藉由雙手，而將愛的能量由心中傳導出來。

然而，這些是我在從事脈輪工作時，覺得最強烈被其吸引的精油，但是這清單絕對不是無所遺漏或不能再增加的。有時，根據個人需要，我也會使用其他的精油，而選擇也會依不同貨樣而有所改變。如你所知的，精油會依季節不同而有所變化，而其精細能量則會依栽植方式、出產國家及其他因素之不同，甚或一些最細微的變化，而有所改變。舉一個例子來看，我有一些來自尼泊爾的玫瑰草精油，我一點也不會猶豫用它來進行心輪的工作，但是我不會把玫瑰草精油列爲心輪的精油，因爲大部分的玫瑰草精油，是不適合的。以開放的心及極高的敏感度來實驗，並且運用你的直覺。發現精油與脈輪有何關聯的最好方法，就是自己去使用它們。你甚至不需要將它們放在你身上—

—僅僅在觀想某個特定脈輪時吸入精油的氣味，便會影響能量。以下所概述的脈輪診斷系統，是一個決斷出「使用前及使用後」之能量狀態的簡易方法，將幫助你看清當你在使用每一種精油時，它們所帶來的影響，但是也試著在你自己內在去感覺它。

當對脈輪能量進行工作時，精油及水晶會形成格外調和及有益的搭擋關係，而我們將在接下來的章節中，加以探索。

如果你是剛開始接觸脈輪工作，在特定時間用某種方法查驗每個脈輪的狀態，會是很有幫助的；雖然如果你早已習於經由氣場按摩或相似的工作，來感覺精細的能量變化，你可能會覺得很容易去感覺正在不同脈輪中發生的變化。同樣地，接下來用擺錘來進行的脈輪診斷，也會是極有價值的。即使是進行脈輪工作已有一段很長時間的治療者，都會因許多原因，而發現這個系統是十分有用的。

首先，最重要的是，它能讓治療者在不需將手、水晶或擺錘放在身體上或接近身體的情況下，「看到」正在所有脈輪或某個脈輪中發生的事。當你把你的手帶到另一個人的氣場中時，特別是帶到任何脈輪附近時，能量狀態將發生一些變化，雖然可能是很細微的變化。如果你直接在身體上方用擺錘來作脈輪診斷，這樣會完全地改變在振動層次中正在發生的事。用占測的方式來發覺能量狀態，能避免脈輪以任何方式被影響。

第二，你可以爲一位沒有實際在場的人占測——如果你有任何像書寫手跡那般能造成與那個人之間的連結的事物。

第三，你可以用這個技巧來作自我診斷。

最後，它爲你提供了可見的書面紀錄，可以歸檔，並在日後加以參考。如果你想追蹤一段時間內不斷在變化的能量模式，這會是無價的。

這技巧十分的簡單。畫一個人體的輪廓(棒狀人的效果也會很好)，並且在每一個主要脈輪的位置上，用點標示出來。如果你將要爲其占測的人親自這麼做，那會更好。

如果你常常使用這個技巧，你很可能會發現影印一些簡單輪廓圖，然後請你要進行治療的人將點畫上，是比較方便的。而唯一的基本要求是，這畫要足夠大，讓每個脈輪間有空間，能讓擺錘清清楚楚地擺動。

把擺錘持握在代表海底輪的點上，並且仔細地看著它擺動。當你這樣做時，讓你閒著的那隻手，與你正爲其占測的人接觸。如果你正在爲一位不在場的人占測，你應該在你心中持有那個人的圖像。

現在在圖表上將擺錘運動的形狀、大小及方向，作下記號。你若能用一枝與脈輪顏色相符的色鉛筆、毛氈筆(譯按：筆芯爲毛氈，使用揮發性墨水的筆)等來作記號，是最好不過了。在這個階段，不要試著去分析擺錘的擺動，或它在表示些什麼——僅僅去記錄它就好了。依這擺錘如何反應，而畫下一個圓、橢圓或直線，並加上一些小箭頭來顯示擺動的方向。如果它一動也不動，那麼就以適當的顏色畫一個點。當你完成整個圖表後，形狀及大小的意義便會更清楚了。

一一對每個脈輪進行這個程序，如果可能的話，爲每個脈輪運用適當的顏色。如果你想將第八或更高的脈輪也含括進去，你也許可以用許多文具店中貯存的金、銀的鋼墨筆來畫。現在你可以開始詮釋你的圖了。擺錘所描繪出的各種不同形狀，各自表示著不同的能量狀態。

一個圓圈代表某個脈輪十分「健康」，發揮其應有的功能。較大或較小的圓圈，則指示出所存在的能量總量，是較強還是較弱的。

一個橢圓暗示著，脈輪正在關閉的過程中。這可能是因爲個人已決定要將那個脈輪關閉起來，而在這樣的情形中，橢圓的頂將是向右斜的；或者也可能是這脈輪正不知不覺地關閉起來了，而在這樣的情形中，橢圓將會向左傾斜。

一條直線代表著一個已關閉或幾乎關閉了的脈輪，而也將如橢圓的方式一般，指向右或左。

如果你畫了一個點，因爲這擺錘一動也不動，這個脈輪便是在一種混亂的狀態中。

當所有的脈輪與它們自身之間，以及與彼此之間的關係，都達到完美的平衡時，最後的圖所顯示出來的，幾乎是一系列同樣大小的圓。而理想上，箭頭所指示的擺動方向，將會依次呈現出這一個向順時針方向擺，下一個向逆時針方向擺，而再下一個則向順時針方向擺等等這般的情況。

一旦你跟前有了完整的圖表，它將能幫助你決定出若要使所有脈輪都進入更好的平衡狀態，還需要些什麼。你可能會需要強化某些脈輪中的能量，並且撫平其他的，或激發能量在脈輪間作更多的流動。如果在你圖表上，某個脈輪的大小、形狀，與其上或其下緊鄰著的脈輪，有極為顯著的差距，便表示在它們之間有某些阻礙，阻止能量在它們之間的自由流動。如果你看到在三個較高脈輪及三個較低脈輪間，有著顯著的不同，那麼能量在心輪處——你應記得，心輪是較高與較低中心間的環結——的流動，可能不是那麼暢通。

圖五清楚地顯示了這種情形。這是一個客戶的眞實圖表，當然是匿名的。你可以看到，在她的圖表上，所有較低脈輪都是關閉的。與性及創造力有關的生殖輪，已被有意地關起來了。至於心輪，雖然是開著的，但卻極缺乏能量。在喉輪顯示出非常強烈、開放的能量之同時，眉心輪幾乎不發揮任何作用，而相對於其他脈輪，頂輪是非常大的。類似於這樣的模式，暗示著較底中心並未被那當然呈現在較高脈輪中的能量所供給。

這個人的生命情況與這圖表所暗示的狀況非常相近。

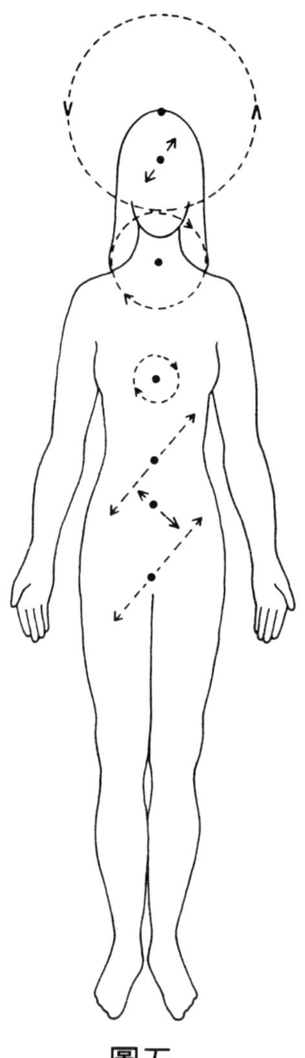

圖五

在占測的時候，她已離婚好幾年了，而也曾在她婚姻破裂之後，很快進入的新關係中，而被狠狠傷到了。她所從事的，是一個例行而煩人的工作，沒有讓她的智性或創造能力有展露的餘地。在幾年之前，她曾從事冥想活動以及宗教研習，這些都給她極大的撫慰。當我與她討論到這張圖表時，她對生殖輪及眉心輪的示圖，感到十分莞爾，她同意她曾有意地關掉自己在不遠的未來有另一個性關係的想法，而她的工作使她覺得腦死!

圖六顯示出同樣一位女士在一節用精油及水晶進行的治療之後的能量模式。你可以直接看出圖表上顯示出更大的平衡。即使頂輪的能量仍然較其他脈輪的能量延伸的遠多了，但這與她自己對靈性成長的渴望相符，並且證明了她的冥想練習，如何地開發了這個脈輪。

當然，若想達到持續的平衡，這位女士還需要某些生活中的改變，以及脈輪平衡工作，而這些在適當的時機的確都隨著發生了。脈輪平衡的價值是在於它能促成改變。當內在的振動狀態改變時，也讓外在改變得以發生。

用精油、水晶或同時併用兩者來進行工作(我們將在下一章中加以探索)，不是改變脈輪能量的唯一方法。唱誦、觀想及冥想，都會改變脈輪能量，逐漸地造成漸增的能量以及更佳的平衡。所以去從事像舞蹈、歌唱、自由畫圖或繪畫，甚或走到田野中大叫這樣的表達性的活動吧!瑜伽當然是最具平衡功用的，而一些更活潑形式的運動也是有幫

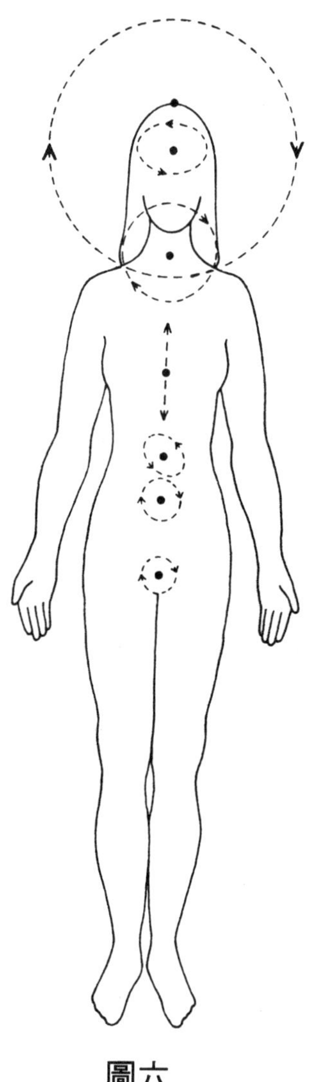

圖六

助的，特別當較低的那些脈輪在與較高脈輪相較之下，看起來枯竭或阻塞住了。上面所描述的這位女士，可能已從較多的運動中獲益，如圖六所示。

你可能會想提議這些可能性中的其中一些——如果你的客戶或朋友們能從中獲益的話，而當然，作為一位治療者，你也需要照料你自己能量的流動與平衡。

這兒有一個脈輪觀想，你也許可以自己做做看，或建議你的客戶去做。在開始這練習前，在精油燈中放些岩蘭草精油，或在面紙中滴一滴來聞它。

以任何舒適的姿勢坐好，將你的注意力集中在海底輪的區域，並且想像在脈輪中央，有一朵含苞待放的美麗紅花。看著花瓣綻開。當這花朵開到它最極致的大小時，熾烈紅光由其向外輻射出來，並且向外擴展，充滿你身體的每一個部分。隨著這熾熱的紅光不斷增大並延伸超過你身體的極限，感覺你身體中的細胞被這紅光所充滿，然後你整個氣場亦然。接下來把你的意識帶到生殖輪上，並且觀想在那兒有一朵含苞待放的橙色花朵，用之前的那種方式，輻射出更為擴展的光。

一一為每一個脈輪進行這個程序，注視著每一個脈輪中適當顏色的花朵。試著去體驗每一種不同顏色的感覺，而非只是去注視它。當被紅色所充滿時，你的身體有什麼樣的感覺？被藍色充滿時呢？諸如此類。

當你已用這樣的方式一一經過每一個脈輪後，很重要的是要再度把它們關起來。脈輪太過敞開，會讓你易於受某些你也許不會喜歡邀請它進入你非常私人的空間的外在能量之傷害。

以相反方向進行這個程序，由頂輪開始，我們看著花朵由完全開花，轉變爲一個花苞，由花苞轉變爲一個微小的光點。然後，在你的想像中，以逆時針方向在這花朵曾經存在之處，畫一個圓圈，並在這圓圈中畫一個叉叉。

依序對每一個脈輪進行這個程序，而結束於海底輪。

在前往擁擠的地方之前，在與你覺得難以相處的人相會前，或碰上讓你覺得受威脅的情境前，把脈輪先關閉起來，也是很重要的。同樣地，你應該在爲客戶服務前，先行關閉或保護自己，以避免你的能量被耗竭。你也許早已有覺得適當的自我保護方法了，但是如果還沒有的話，這個觀想的後半段是一種很有效的保護方法。一旦你熟悉了它，你將會發現，任何時候你需要去採行這方法時，你都能非常快地做它。

第 9 章

水晶與精油——治療搭擋

水晶本身就如精油一般，是精細治療者極爲有力的助手，藉著將這兩者調和並行，更能大大地增進它們的療癒力。

這可以用許多方法來進行，從僅僅在實行傳統芳香療法時，將具有治療力的水晶放在附近，直到在給予水晶治療時，在房間中蒸餾精油，在在皆可行。

在考慮存在於這兩個極端間的一些可能性之前，我將十分簡短地略述水晶的本質，以及它們是如何用於治療中。如果你發現你自己受到吸引，想把水晶當作治療工具，有許多絕佳的書可以指引你在那道路上更向前行。然而更好的，是找一位你對其有信心的老師直接教導你。

水晶是礦物界中最進化的彰顯物，立足於有機與無機創造物間的那一點。有些科學家認爲，水晶握有有機生命起源的秘密，因爲它們有生物的某些特徵：它們能自行形成有機體的(self-organizing)，它們可以自行繁殖(用種子水晶)，它們承載著資訊，它們也會接收、持有、擴大並傳送能量。它們能如此做，乃因它們那高度有機化的結構。許多科學及工業應用都利用這個事實，而在治療上亦適用。水晶可以將更多的生命力傳導入身體及精細體中，並且將負面能量傳導出去。振動的頻率、傳送的速度，以及增幅的程度，都會依許多因素而定，包括水晶的大小、形狀、顏色，其被治療者對待的方式，以及治療者在使用水晶時的意圖。確實，說水晶能擴大並傳達治療者的意圖，可以是對水晶治療的總結。不同的治療者會以不同的方式來使用他們的水晶，但是潛在於其下的原則，則是相同的。

水晶可以分為兩類：像石英這樣的無色/透明的水晶，以及有色的水晶或寶石，而這兩類是以不同的方式用在治療中的。在治療中被運用的最廣的水晶是石英，它的外表可能是完全透明的，煙狀的(灰色的)或乳白色的。有些治療者會將那些完全清澄的水晶描述為陽性的，而乳白色的描述為陰性的，但這絕不是一個牢固而不容置疑的規則。確實，沒有任何與水晶相關的事，應該被認為是固定的法則，而我總對那些宣稱某某水晶有這樣的功用(而且只有這樣的功用)，而另外的某某水晶只有那樣的功用的老師，抱持小心的態度。直覺以及一顆開放的心，更可能引導你在任何特定時刻，選擇出適合你及你的目的的水晶。

與其用陽性與陰性的劃分法，你可能會發現以給出及接受這樣的詞語來想，更為有益。大多數運作治療能量的人會發現，他們的右手主要傾向去給出能量，而他們的左手則會去檢測及識別或接受能量，而這對左撇子來說，就像對右撇子來說，一樣可能是適合的。如果你不確定這對你來說是否正確，試試在第4章中的其中一個練習。許多水晶治療工作者會使用一對水晶來工作——各自與其中一隻手調和。要確定某個特定水晶是該做為你的傳送者還是接受者會對你最好的最佳方法，便是單純地把它持握在你的手中，並且敏感地去回應它所帶給你的感覺。把一個水晶放在你的右手中，並且帶著它向你的太陽神經叢靠近，持握個幾分鐘，然後將其傳送到你的左手中，直到你感覺出它在那兒似乎會讓你覺得最舒服。然後把這水晶向你的心臟靠近並且歡迎它。最後，謝謝這將有助於你的治療工作的來自地球的禮物。每當你買了水晶或有人送你新水晶時，你便可以這麼做。

有色水晶或寶石的使用方式就有幾些不同了，而它們的顏色，通常能指示出它們的用途，因爲它暗示著這石材的振動樣態。清澄的石英水晶由於其透明性及缺乏顏色，能與任何振動頻率共振。而在另一方面，有色的石材各自與和其顏色相符的較狹小範圍的振動相調和。它們通常用來影響脈輪能量，並因其與和每個脈輪有關的顏色的相似性而被選出：暗紅色、棕色或黑色的石材與海底輪相應，橙色與生殖輪相應等等。然而，該如何選擇，也會依那個脈輪需要什麼樣的能量輸入而定。如果你感覺有需要去刺激那個脈輪，紅色礦石可是最適合的，無論你正在處理的是那一個脈輪，而綠色或淡藍色水晶，則可以用來達到鎮定、撫慰或冷靜的功效。

許多有色水晶會與作用相似的精油相關，而你常常會發現，在色彩上也有相似處。有時，這是非常明顯的，亦即當水晶與精油有著同樣顏色時，但是有時，你需要注意比精油還更深一層的部分，找尋石材顏色與製成精油的母花顏色之間的關聯等等。

舉例來說，玫瑰石英能與純玫瑰精油絕妙地調和。這兩者都與心輪以及許多形式的愛——從浪漫愛及性愛到一位母親對愛子的愛——有關。在此，我們可以看到水晶顏色及其母花間的關係，就如當我們比較薰衣草及紫水晶的治療屬性時，所能看到的情況一般。而在另一方面，藍色洋甘菊精油與寶石、藍帶瑪瑙等這些藍色礦石間，就有更爲明顯的關聯了；它們共同有著鎮定及撫慰的能力。

有時候這連結較難以了解，而可能與精油的實際香味而非其外貌，或其母體植物的外貌，有更多的關係。人們常用諸如「綠色」、「新鮮的」、「深的」、「重的」等詞語來描述香味，所以有著綠色香氣的精油，可能會被發現與綠寶石具有親近性；若能將此牢記在心，是很有幫助的。再舉一個例子來說，檀香的顏色雖然很淡，但卻有很深的香味，而在許多方面，都可以與人稱虎眼石(Tiger's Eye)的寶石——一種棕色而綴有金色條紋的寶石——相比擬。

有許多精油與水晶它們振動及治療效用，彼此產生共鳴，也有許多精油與水晶有同樣的顏色——可能是嚴格按照字面意義來說的相同，抑或較不那麼顯著的相同——但在將這原則應用於水晶與精油間的調和時，不要過於嚴苛。如果你過於嚴苛的話，可能會錯過某絕妙的發現！重要的是，精油與水晶的振動或能量特質，要能彼此調和：它們每一件的顏色，都是其振動能量的指標，而非其本身便是重要的因素。

在我們的每一個例子中，我們都可以說，精油及水晶能彼此共振：換句話說，它們的活動彼此調和，而我們可以合理地認爲，由治療能量的觀點來說，它們產生出相似的振動。當然，由可觀察之作用的觀點來看，這樣的結合有時幾乎是奇蹟似地有效。

先回到清澄的水晶(clear crystal)一會兒；因爲它們本身是無色的，所以它們能夠與光譜中所有的顏色產生共鳴，所以你可以把石英水晶與任何精油並用。

將水晶與芳香療法結合使用的最簡單的方法(特別當精微芳香療法對你來說是一個比較新的領域時)，就是在你盛按摩油的碟子中放一個小水晶，來增加其效力。這麼做時，請記得在這混合品中要使用最低百分比，亦即劑量爲百分之一的精油，而如果你用的是香度極高的精油，甚至只用半個百分比即可。水晶能量本身便是十分強力的，而當這兩種形式的治療能量被用在一起時，標準量的精油，效力可能會過強。

另一個將這兩種能量結合在一起的簡單方法是，當你在進行工作時，在按摩桌的每一角，各放置一個水晶(圖七)。你可以使用兩對石英水晶，而這兩對水晶的大小，在理想上應該要非常相襯，或者你也可以使用有色水晶，如果它們適合你客戶的需要。如果你才新開始操作水晶，你可能不會擁有很多水晶可資操作，而在這樣的情況下，抉

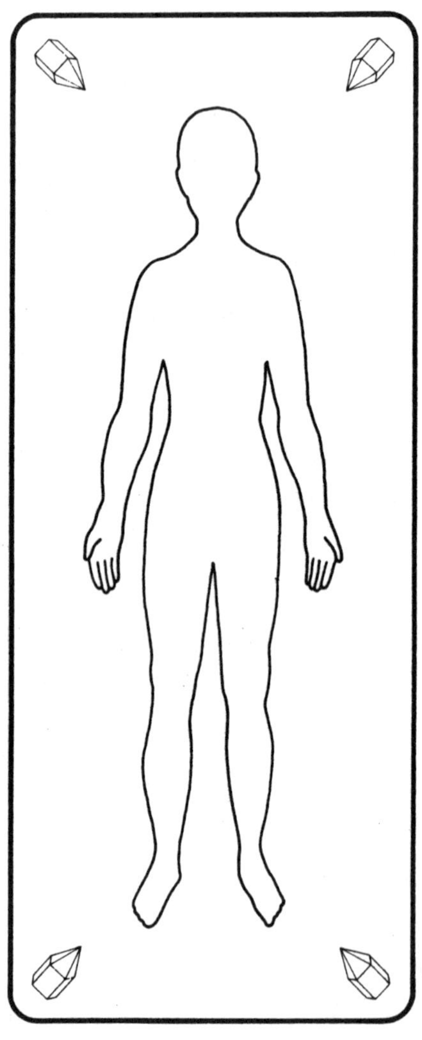

圖七

擇可能就會視你有那些水晶可以用，以及你希望達成什麼樣的結果而定了。無論你選擇什麼，目標都應該是要能提高你在使用的精油或混合精油之效力的。

舉例來說，如果你正在對某些覺得精疲力竭並缺乏能量的人進行治療，你可以在放置四個水晶時，讓其尖端全部向內，朝向他的身體，以將更多的能量傳導進來，但是如果你正在處理的是一位刺激過度、不安的、亢奮而無法入睡等等的人，你可以將你的四個水晶尖端朝外的放置，來撤走一些多餘能量。同樣的水晶排列法，可以用來排除負面能量，舉例來說，如果你的客戶曾待在一個像大眾運輸工具這樣擁擠的地方等等。然而，一定要記得，無論何時，當能量被去除之後，必須要有某樣東西取代它的位置，所以你會需要藉著將這些水晶向相反方向轉，或利用水晶杖(如果你有一枝的話)，或你選擇的精油，來將某些純淨、有治療力的能量傳進來，以完成這一節治療。

一個替代方案，是在這位客戶的頭頂上方，單獨放置一個水晶，而如先前一樣，在腳邊放置兩顆水晶(圖八)。無論你使用的是什麼樣的表面配置方式，觀想白光在水晶之間流動，在接受你治療的人的周圍，形成一個光圈。

要看出你放置水晶的方式與你對精油的選擇間的相互關係，並不困難。如我先前所舉的例子中，你可以在使用諸如迷迭香、百里香這類能使人精神振奮或具刺激性的精油時，將水晶尖端朝內的放置，來增加能量。在第二例

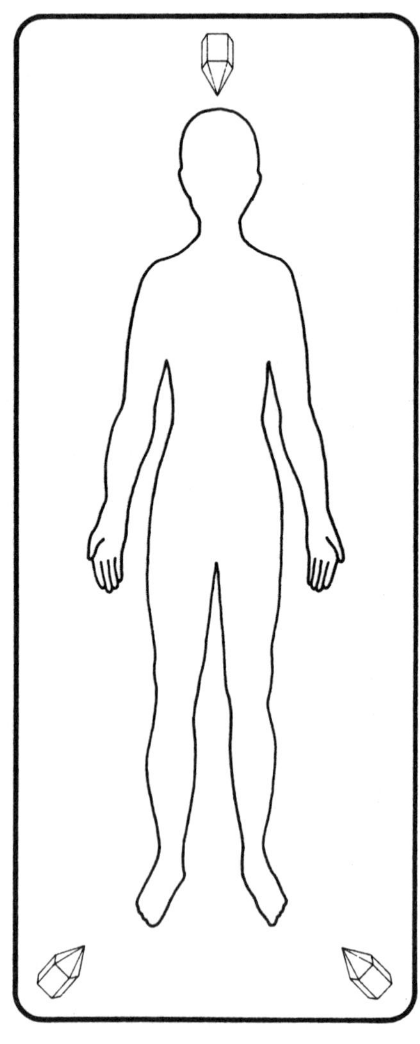

圖八

中，你也許可以使用諸如薰衣草、佛手柑等，較具鎭定效果或使人安靜的精油，或者也許是像杜松這樣具解毒效果的精油。但是要記得，水晶會與你的意圖產生互動，並且會增加你所使用的任何精油的效力，所以你需要將精油稀釋得比你正規使用的劑量還低。如果你正在進行直接的身體工作(Bodywork)，而目標是在減輕身體上的問題，那麼你最高可以使用稀釋到百分之二的精油，但是如果你所從事的是更精細、與能量更有關的工作，你實在可能會需要使用稀釋到非常低的精油：也許低到半個百分比。

如果你認爲在作按摩時，水晶會妨礙你的動作，那麼乾脆把它們放在治療床下面的地上，四個角的正下方。(然而務必要記得，要好好照料你的水晶，把每個水晶都放在一塊布上，最好是絲布，或放在水晶自己的專放袋中。)

另一種放在按摩床下會很有益的水晶，是紫水晶。紫水晶能吸收並轉化在治療過程中釋出的負面能量。如果你認爲某些客戶可能會對以這種方式使用水晶的效用感到懷疑，你可以僅僅在架子或窗檻上放置一簇紫水晶，企圖把它佯裝爲裝飾品——如果客戶們眞的注意到的話。你那些比較敏感的客戶們，將會賞識你那些水晶的眞正價値，而你愈常練習精微芳香療法，你愈可能會吸引到想要在更精細的層次與你一同工作的客戶。

玫瑰石英是另一種能加強所有形式的芳香療法的水晶。它會激發起非常深的層次的愛與治療。它與心輪有十分特別的親近性，所以我常在治療床下，客戶心輪正下方處，放一塊玫瑰石英。

你也許會喜歡用水晶來實行氣場按摩。如果你有一塊蛋形的水晶或小的球形水晶，你可以非常輕柔地用它來按摩氣場，或者你可以利用水晶柱的其中一個長邊來進行。在你開始工作前，可以將一小滴精油滴在水晶上。

人們有時會用有著非常小、非常微細的尖頭水晶，來將能量施加在身體的穴道或指壓點上，或氣場中的對應點上，而在此，再次地，你可以在你的水晶上放一滴適合的精油。這些小水晶通常會被安置在一個金屬棒中，使人更容易持握，並得以精確地運用它。

即使當使用傳統芳香療法時，你都會時常發現，在一節按摩結束時，你的客戶們有點頭暈，或與「眞實」世界分離了，而當你在從事氣場、脈輪或其他方式的工作時，這樣的情形通常會更顯著。爲了防止這樣的情形發生，你可以在按摩床放腳的那一端，放置一個或更多個有著能使人穩固、踏實之效果的水晶。把單個較大的水晶放在按摩床上你客戶的雙腳之間，或就在兩腳下，各自放置一個較小的水晶。任何暗色的寶石都是適合的，但是赤鐵礦(Hematite)則是特別好的選擇。赤鐵礦密度非常大(它是一種鐵礦)，而且十分能使人穩固。你通常會發現，這種礦石呈小圓塊或蛋形，精煉成著一層深色的銀。在其原始狀態，亦即被精煉前，赤鐵礦是一種類似腎臟的深褐紅色物，而當其被剖開時，它的外觀形態亦如腎臟一般。你可以說，赤鐵礦與精細體間的互動關係，就更如我們的腎臟與我們身體的互動關係一般：吸收毒素並且將其沖刷走，所以如果你覺得任何人有許多需要被疏導掉的「心靈垃圾」的話，給他們赤鐵礦，讓他們雙手各握一塊。另一種能有效地吸收所有形式的負面能量的，是煙石英。

水晶也會使香氣擴大，加強了精油的效用。只要在水晶上放一滴精油，便可以使整個房間充滿香氣。把精油放在水晶中，也會使香味更能持久，有時還會持續個幾天，即使最易揮發的香氣亦然。

水晶及精油可以結合起來用來做隔空治療。如果你有充足的關於這需要治療的人的資訊，得以讓你依那個人的需要，而選出適合的精油，這麼做是很好的。或者靜靜地冥想幾分鐘，並且請求指引，或者用你的直覺力，去選擇合適的精油。在一個適合的水晶上滴一滴精油，並把水晶放在你面前，而在同時，觀想這個人健康狀態十分完美，或以你所熟悉的任何方式來傳送治療。用你所能取得的最大的水晶來進行，但如果你沒有非常大的石英水晶的話，也不要煩惱：用你所擁有的不管是什麼樣的皆可，並且記得，你的意圖是很重要的。以一種眞正的、利他性的渴望來促進治療，會比你所用的特別的水晶還要重要。

如果你們在一個進行隔空治療的團體相會，你可以把水晶，連同其上的精油，置於你們所圍之圈圈的中心處。

治療團體多半在每一節治療時，同時為許多的個人進行治療工作，所以諸如像薰衣草這樣療效極廣，屬性跨度極廣的精油，可能是最適合使用的。巴赫花朵療法、其他花精、寶石萬靈丹，以及同類療法藥品，都可以放在水晶上，以同樣的方式來進行隔空治療。

到目前為止，我們主要在細想用水晶來增益精油的方式，而反之亦然。精油可以用來為水晶充電，並且清潔它們。如果你有一塊看起來有一點晦暗而無生氣的水晶，試著在其上滴一滴水晶，看看會發生什麼事。選擇一種你認為能與那個水晶調和的精油。

我們可以用精油來清潔水晶，代替一般以鹽水或淨化煙來清淨水晶的方法。每一次在治療中被使用後，水晶都需要被清潔。戴在身上的水晶，諸如水晶懸飾品，每週需要清理一次，而存放在房間中的水晶，每月至少需要清理一次——而如果這地方是用來作治療工作的，或感覺到任何負面性，例如，在這房中曾有過憤怒的對質，那麼就要更常去清理。

當我在家時，我會用傳統方式，用鹽水來清潔我的水晶。若要用鹽水清潔水晶，取些海鹽來，並將其溶解在礦泉水中，如此，這水方能達到飽和(也就是說，它不會再吸收更多鹽)。然後將水晶在這鹽水中置放一夜來清理它。在清理水晶時，很重要的是，要使用天然海鹽及礦泉水，而非自然水，因為海鹽及礦泉水有著互相密合著的結構，就像水晶的結構一般(更確切地說，海鹽就是水晶)。那些被鑲在銀中來當作垂掛飾品或其他形式的珠寶來戴的水晶，不應該在鹽水中置放到隔天，有色的水晶也不應該如此。代替的方式是，你可以用絲或棉布(非合成的)沾點礦泉水來擦拭它，並且如果可能的話，將它們放在陽光下。

每當可行的時候，就把水晶置放在陽光下，對所有水晶都是有益的。在夏天時，我有時會把我所收集的所有水晶，都放在花園中做日光浴。如果一個水晶已被用來進行非常深刻的治療工作，諸如對那些末期病人做的，水晶可能會需要靜置一段很長的時間，所以你應該將它們在地下埋個一個月或更長的時間。記得，所有的水晶都是地球給予我們的禮物。所以安置在土地中，就像是回家一樣。

另一種清潔的方法，便是煙燒或「煙薰」水晶。這是美洲原住民傳統上使用的方法，將水晶持於西洋杉、鼠尾草及甜草這些傳統煙薰香草的煙中。而另一種替代的方式，是將水晶埋在一碗像西洋杉、杜松、薰衣草或艾蒿、松樹、迷迭香、花梨木或鼠尾草(Salvia鼠尾草屬植物)這樣具清潔性的芳草中，約一個禮拜或更久的時間。

你將馬上了解到，這些芳草中的每一種，都會產出一種精油，所以你也大可以用一種或更多種精油取代芳草，來清潔你的水晶。在精油燈中放三至四滴精油，當蒸氣升起時，把你那一個或數個水晶，持握在蒸氣中。我有時會加一滴檸檬香茅，來取代無法以精油形式取得的甜草。在眞正的焚香棒中的「鼠尾草」或「西洋杉」，都與我們在芳香療法中使用的種類不用，但它們的清潔功用卻是相同的，所以這樣的替代是非常有效的。

當你不在你家或治療中心時，精油特別有用，因爲不需要任何設備。只要取一滴精油，並用它來擦淨水晶即可。如果你有棉布，像是一條乾淨的手帕之類的，把精油滴在上面，而當無法取得任何(譯按：布塊)時，我也曾用衛生紙來達到這個目的。

在看過水晶增益精油效用以及精油增益水晶效用的方式後，我現在要進行到脈輪平衡及治療的重要領域，在這個領域中，水晶及精油在一種療癒的和諧中，一同作用。在前面章節中，我們曾看過不同精油如何與不同脈輪相關，而它們是如何用來治療及平衡脈輪能量的。既然我們已一同探索了廣大的水晶世界中的一小隅，我們可以把這兩個領域的知識綜合起來，並且看看它們是如何交會、重疊及彼此增強效力的。

在我概述一些能彼此調和的水晶及精油，以及與它們相關的脈輪之前，我想解釋這些聯想是如何達成的。我在芳香療法治療中以上面建議的簡易方法使用水晶，已有好些年了，我一直想擴展並加深我對水晶的了解，而在無意中遇見兩位我直覺地覺得想向他們學習的老師。一年之後，我上完了他們的課，並曾經以不同的方式來運作水晶，他們向我提起，長久以來，他們一直想要做更多結合水晶與精油的工作，並且詢問我是否願意與他們一同做些聯合的工作。以此方式，開始了一場令人興奮的探險，這探險的一些結果，就陳述在下文中。

由於種種精油與脈輪間的關係，在前面的章節中已做了非常完整的討論，我將僅僅提及相關的精油，除非需要更多的細節來解釋這些精油如何及爲何能與這些不同的水晶相調和。

※海底輪

那些與海底輪共振的黑暗的、深棕色及紅色的水晶，與海底輪精油有著相似的能量特質：具有穩固、平衡及提振精神的功效。尤其是，黑色的黑曜石與廣藿香的振動實際上完全相同，而赤鐵礦則與沒藥共振。沒藥也與石榴石及其他礦石，有很強的關聯。黑色電氣石具有穩固及保護的功效，並且可以很調和地與岩蘭草一起用在海底輪、生殖輪及太陽神經叢上。乳香與海底輪及頂輪都有關，它反映了被稱爲虎眼石的棕色金帶的礦石。花梨木是另一種對海底輪與頂輪都適用的精油，並且可以與一種人稱黑色電氣石英（Black Tourmalinate Quartz，含有黑色電氣石條紋的清澄石英)的水晶聯想在一起，而這種黑色電氣石英也同樣象徵著頂輪及海底輪間的連結。

※生殖輪

影響生殖輪的水晶及寶石，常常是橙色或橙紅色的。較稠重的(不透明的)礦石，對這個脈輪有非常直接而身體性的影響。而那些在更精細層次共振的礦石，通常是透明的。黃水晶與檀香有非常親密的親近性，兩者都與生殖輪有關，而在其更高的振動中，與頂輪有關。玫瑰精油的振動是如此的豐盈而具多樣性，所以它與許多不同的寶石都有關。在生殖輪層次，玫瑰與紅寶石有最強烈的關係，能帶來溫暖及力量。而同樣豐盈而風情萬種的茉莉，則在生殖輪、心輪及頂輪這些層次中，與藍寶石完全調和。這也許是令人驚訝的事，因為它幾乎打破了所有的期待，但事實上這精油與這礦石間的對應，卻是總體性的。茉莉也在生殖輪的層次，與紅碧玉，以及紅寶石那使人興奮、刺激的效果，十分調和。

✲太陽神經叢

一如你所知的，杜松是一種清潔劑，而對太陽神經叢而言，格外如此。杜松與同樣有清潔作用的硫磺，是最佳拍擋。岩蘭草可以與黃碧玉或黑色電氣石並排使用，並與它們一樣，在海底輪、生殖輪及太陽神經叢處都十分的活躍。

✲心輪

在說到生殖輪時曾提到，玫瑰是如此的複雜，沒有任何一種礦石能完全與它在所有的層次上相應。在海底輪層次，玫瑰石英當然能與玫瑰那溫暖而充滿愛的能量相調和（但只有在它是寶石質地的玫瑰石英時）。然而，不僅止於此，我們發現，在心輪層次及生殖輪層次，玫瑰都與紅寶石有著親近性。在更高、更靈性、而更具宇宙性的層次中，玫瑰比較會與紫鋰輝石共振。就如玫瑰精油如此美好的與嬰孩及孩童調和一樣，紫鋰輝石是一種屬於孩童的礦石，能幫助保持孩童們靈魂的完整。紫鋰輝石能將心輪的能量向上擴展，並且與佛手柑的能量類型非常相同。西瓜電氣石是一種著色精緻的礦石，中心是粉紅色的，外圍是淺綠色的，因此與心輪那粉紅色/綠色的能量完全相配。

另一種可以與心輪聯想在一起的綠色精油——木香，與淺綠色的礦石——砂金石，以一種幾乎不可思議的程度共振著：砂金色的屬性與精油的屬性是相同的。

孔雀石是另外一種綠色的礦石，其與心輪間的關聯，不如其與太陽神經叢及心輪間能量流動間的關係來得大。使能量無法如其應然的樣態，從太陽神經叢流動到心輪的那些障礙，常常是某個也許藏得很深的過去事件所造成的結果，而孔雀石能把事情由一個很深的層次中帶上來。多達三種精油與這礦石的活動能彼此調和：黑胡椒、胡蘿蔔種子油，以及鼠尾草。黑胡椒與孔雀石一樣，是一種改變者。孔雀石也與內視力相關，而胡蘿蔔則一直以能增進視力而聞名：在象徵的層次上，這種精油與礦石都能幫助使用者「在黑暗中得以看見」。最後，孔雀石具有清潔作用，它是一種情緒的肅清者，因此與其第三種搭擋精油，亦即同樣是具有清淨及淨化功能的芳草——鼠尾草，有所關聯。在使用孔雀石前，無論使不使用精油，你都應該小心，雖然它能讓過去的事件及情緒浮上表面，但卻無法除去它們，所以需要用其他的方法來清除它們——用不同的精油及礦石，或諮商或治療工作的方式來清除。使用孔雀石是非常具有挑戰性的，所以你必須詢問你想爲其使用孔雀石進行治療的人，他們是否願意使用。

❊喉輪

在喉輪，我們再次地發現了清晰的顏色對應，即藍色洋甘菊有著與藍色電氣石非常相近的能量特質。這兒指的是深藍色的德國洋甘菊，但當我們觀看喉輪更高的振動時，也會看出同樣程度的調和，在那兒，淺藍色的英國洋甘菊與三種淺藍色的礦石共振，亦即海藍寶、天河石以及 Aqua Aura。所有這些，都與喉輪那表達靈性眞理的更高目的有關。將洋甘菊與 Aqua Aura（一種礦石）拿來相比，更是一件眩惑人的事。這不是一種自然存在的礦石，而是藉由將清晰的石英放在一個內裝金原子的密閉容器中，對其施以高溫而製成的。那些藉著將小小的白色及金色花朵在高溫下蒸餾所製得的洋甘菊精油，並非天生便是藍色的——這顏色是在蒸餾過程中才顯露出來的。

✲眉心輪

與眉心輪相連結的精油，也與寶石有某種清晰的對應。在此，顏色並未非常清晰地指示出其親近性，但是關係極爲密切的礦石及精油的效用，幾乎是相同的。迷迭香與蘇幾來石共振，兩者都與清晰的視力及眼通力有關。百里香與意識心、智性心相連結，與方鈉礦的能量相類似，而義大利永久花的特質，則使其與兩種礦石——海藍寶石以及天青石相連結。天青石尤其能開展人的慈悲心。

✲頂輪

一整群的礦石及精油，匯群集在這千瓣蓮花處，反映出聚合及集結在這兒的許多不同能量。它們之中，有幾種在前面已提到過，因爲它們與一個以上的脈輪有關。玫瑰精油在頂輪的層次，與粉紅色方解石及西瓜電氣石細緻的振動，產生共鳴，而檀香則是在頂輪及生殖輪處，都與黃水晶共振。相似地，茉莉反映出藍寶石的能量。乳香及虎眼石間的關係，反映出在頂輪與海底輪間的關聯；棕色礦石有著屬於海底輪的顏色及振動，而其內的金色條紋，則應歸於由頂輪散放出的金色之光。在這樣高的層次中的檀香，則與含有金紅石針狀結晶的煙水晶及魚眼石相調和。魚眼石是一種非常細緻的淺綠色水晶，能表達出較高層次的心輪能量，我們可以將此與對亞馬遜河及我們的星球的愛，連結起來。

接下來我們要見到的是只與頂輪相調和的一些精油及礦石。紫水晶純淨的治療能量與薰衣草的治療能量，有同樣的品質。溫和但卻細緻的桔油，與粉紅及金色的黃水晶相調和，使得聖子的能量得以具現。

欖香脂的振動與骨幹水晶的振動，有相同的品質。這種礦石能穩固腦波，並且消解負面念頭。它也能活化頂輪，所以我們也可以將其與花梨木相連結，但它也會將深埋的情緒掀上來，並有非常深的效果。就如使用孔雀石時一般，你不應逕自使用這種礦石，除非相關的人願意嘗試。

✼第八及更高脈輪

第八脈輪是高我的中心，是我們伸向神性之處。它的能量是純淨而擴展性的，而只有一種精油能完全與其清淨及其光輝相調和。這種精油就是橙花，它代表著非常精煉形式的太陽能量。橙色的花及其純淨的白色花瓣及金色花蕊，在同樣也是白中帶金的哈基馬鑽石上找到迴響。螢石、含有金紅石針狀結晶的石英，甚至鑽石，都與橙花的振動相合，但最大程度的調和，則存在於橙花以及一種非常純淨而精煉的白水晶——亞硒酸鹽之間。

歐白芷，就像花梨木一樣，是可以與魚眼石聯想在一起的，在第八脈輪中也能見到這三者的表現，特別是在於其能將頂輪的能量提升到這個更高的層次中。歐白芷與綠色電氣石也有親近的關係，它們兩者都會發散出迫切而向上的擴展。但是歐白芷也可以與苔瑪瑙或那有著「根部」能量及使人踏實之效果的血石相比擬。因此我們可以見到，礦石、精油及脈輪能量形成了一個完整的圓。

選擇、購買及照顧水晶，必需要像選擇及收存精油，那樣的小心謹愼。品質也是一樣重要的，而在買水晶時，你應該儘量去找尋寶石等級的，因爲它們有最高的治療振波。在某些應用上，較低等級的礦石是無用的，因爲它們的振動是十分不同的。就像買精油時那樣，試著向專賣治療用水晶，而非裝飾或工業用水晶的供應商購買水晶。他們會對用來從事治療工作的水晶十分熟知，並且會注意從那些不會耗竭地球的來源購買。可能的話，購買人工開採的礦石，而非用機器從地球中挖出的。

當你同時使用水晶及精油來進行工作時，不應將水晶僅僅視爲芳香療法的輔助物。它們本身便是光芒四射、美麗而有力的。它們就如治療植物與精油一樣，有著自己的神祇，而當我們將礦物界及植物界的某些面向併合在一起時，就好像我們在邀請它們各自的神祇相會在一起，並且爲治療的目的而並肩工作。祂們如此和諧地一同工作，我們絕不能忘了謝謝祂們。

就如本書其他部分一樣，我已概述了我使用並覺得有效的一些方法。如果你原先使用水晶的方法與這些不同，當然，你應該繼續下去，而也許你會在本章中發現些什麼，將之增加到你現有的技能中。

第 10 章

精油與靜坐

自古老得不能記憶的時候以來，芳香植物就曾被用來促進靜坐、沈思及祈禱。各種形式的焚香以及香料，都曾經差不多是每一個宗教——從原始人的巫教儀式，到東西方偉大的世界宗教——修鍊的一個主要部分。當前的這個世紀經歷了一種朝向我們所謂的非宗教性靜坐的強大運動：靜坐並不構成一種正式宗教修鍊的一部分，但是可以當作是促進個人成長、世界和平、我們星球的療癒等的一種方式。在宗教背景中，芳香植物正如靜坐一樣，可以增進這些修鍊。

最早的焚香，僅僅是燃燒適當植物的小枝，來創造出有香味的煙。例如，美洲原住民仍用「煙薰棒」來淨化場所或人。人們發現，在世界上有著能生產樹脂的樹木的那些地方，他們可以採集樹脂並且燃燒它，而不用積聚、運輸並貯存大量的樹枝；而由燃燒單純的樹脂，發展出複雜的焚香之生產。有些樹脂，例如乳香、沒藥以及欖香脂，都仍廣泛地被人們使用。人們會將有甜美香味的花朵，撒在聖壇上或神聖的雕像前，而特別在印度，人們會將珍貴的香水倒在聖壇上，或靠近聖壇的地面。

在許多文化中，焚香及香水的使用，最初意在作爲對神祇的奉獻物，但是吸入這些有香味的煙，對參加者也有有益的影響。尤其，許多傳統焚香有鎮定及淨化心智的功效，能幫助靜坐者暫且將俗念擱在一旁；而另外一些，則有使呼吸變得深沈而緩慢的身體層面作用，其本身也能幫助創造深沈的冥想狀態。當我們想將靜坐納入繁忙的二十世紀生活中時，我們比從前更需要這類的幫助。

精油能很方便地取代其他利用芳香植物來幫助靜坐的方法。精油提供我們非常純粹、非常精煉形式的植物香水，並且使我們差不多能去選擇任何香味，無論它究竟源於什麼及源於何處。

精油的用途還包括了：

● 淨化及準備好我們想去靜坐的地方。如果是在家中，或某個不單單用作靜坐或相似用途的地方，這樣的準備甚至可能需要包括將烹飪、香煙味或其他不想要的氣味驅散掉。使用焚香或精油在靜坐前爲一個房間散香，即意味著將這地方奉獻出來，並強調一個事實：這個地方至少在眼下是從任何世俗用途中抽離出來的。

● 幫助靜坐者將日常成見及強迫性的念頭擱下。使呼吸加深及變緩。增進對呼吸的覺知，並且幫助靜坐者集中在呼吸上。

● 安定心神。增進心理明晰度。

● 平衡脈輪能量。開啓較高的脈輪。

● 增高覺知力。將意識提昇到更高的層次。

● 使能量穩固及踏實。這聽起來似乎是矛盾的，但卻是非常重要的。擴張性的靜坐修鍊，會使靜坐者覺得與日常生活非常分離，而無法在物質世界中盡其職責。除非一個人活在閉鎖性的冥思社區中，不然，這樣的狀況可能會是一種眞實的障礙。理想上，靜坐應該幫助我們在各個層次上都過著更好的生活，而具使人穩固及踏實功效的香味，在這方面眞的會有所助益。

● 團體中的個人的能量彼此調和。在團體靜坐中，每一位參加者，都將他或她個人的能量、成見及希望，帶進這團體中。當每一位參與其中的人吸入同樣的香氣或精油時，會有助於使這團體成爲一個和諧的整體。

● 最後，我們不應該忽略想將芳香植物敬獻給神祇(deity)或更高力量的初發之心。如果你個人的信念中包括了神祇或更高意識，將你的精油作爲一種奉獻物是一件非常美好而有意識的事。如果你個人信念中並無包括神祇或更高意識的話，你也許會想把這芳香敬獻給世界和平、個人或星球療癒，或敬獻給你的高我，覺得怎麼做最適合就怎麼做。當你傾倒精油時，將你的心智集中在你靜坐想達到的目的上，或你希望由其中爲你自己或他人得到的，並且在心中將這精油奉獻給最高善。

使用方法

用精油來輔助靜坐的最適當方法，是將其置於精油燈及擴散器中。擴散器並不眞的適合在實際靜坐時使用，因爲它們會製造出一些噪音，會干擾人使人分心。然而，它們確實能十分有效地，迅速讓所選擇出的香味充滿房間，所以事先很適合用它們來布設房間。如果你將要使用的是相對上來說較大的地方，那麼爲診所或商業用途而設計的較大的擴散器，便是最佳的了。

較傳統的精油燈比較適合在靜坐中使用，因爲它們是無聲的，而它們擁有額外的吸引力，就是能同時創造出柔和的光。精油燈與擴散器無論對個人或團體靜坐來說，都是有益的。

當你單獨靜坐時，你可以有另一種選擇，就是在衛生紙或手帕上滴一兩滴你所選擇的精油，並且就把它放在你靜坐時可以聞到的地方。或者你會喜歡在靜坐前單單放一滴適合的精油在一個或更多個脈輪上，也許滴在頂輪上，以增加靈性覺知，或滴在心輪上，來引發慈悲感。許多人喜歡這麼做來當作一種準備，隨後在他們實際靜坐時，再燃燒同樣或相容的精油。

有幫助的精油

許多精油都有助於靜坐。其中有許多是從傳統上被用來做焚香有幾千年之久的那些植物或樹木中取得的。你將會在另一節中發現關於這些精油中每一種的更詳盡描述，而下面的這些註記，應該當作爲你的靜坐選擇最適合之精油的指南。

歐白芷　幫助我們更接近神性。

雪松　傳統上，曾在西藏與尼泊爾被當作焚香使用(常與杜松一同使用)。

乳香　乳香是最古老、最廣泛地被使用的焚香，它能加深我們的呼吸，使呼吸速度變慢。這能幫助造成平靜與靜思的狀態。

欖香脂　欖香脂較沒那麼有名，來自於一種與乳香相近的樹，並有相似的屬性。它對呼吸的影響較小，但卻更具平衡及穩固的作用，有些人發現，它能幫助觀想。

義大利永久花　活化腦子直覺性的一側，能幫助含有觀想、導引心像等的靜坐。

杜松　是一種心靈清潔劑，也是一種身體解毒者。靜坐前非常適合用它來清潔房間。

薰衣草　另外一種具有平衡作用的精油。由於它也是具鎮靜效果的，最好能與其他精油混合使用，特別是迷迭香，以避免在靜坐時打瞌睡。

玫瑰　能開啓心輪，讓愛能被給予及接受。能激發創造力，有助於含帶觀想的靜坐，特別能幫助那些覺得這類工作很困難的人。由於它是一種十分昂貴的精油，所以在特殊場合中，可能蠻適合將其當作一種奉獻物來敬獻。

迷迭香　是一種靈性保護者，所以也是另一種適合用來清潔平常不是用作靜坐之房間的精油。它能促進心理的明晰。最好以混合精油的方式使用，如此它那刺激性的屬性，便不會將其他的益處給抵消掉了。晚間靜坐時不使用這種精油，是明智的。

警告：患癲癇症或高血壓的人不得使用。

花梨木　有開啓頂輪的能力——如果一個人準備讓此發生的話。能創造出一種平靜而不會導致打瞌睡的感覺。

檀香　另一種傳統焚香。非常具有鎮定功效。能適度地使人穩固。

岩蘭草　具平衡作用，非常有助於使所有主要脈輪的能量協調一致，以及調和團體的能量。非常具有鎮定及穩固功效。

這些都是最常被用來輔助靜坐的精油，但當你漸漸熟悉精油精細的特質時，你將會發現，事實上它們之中的每一種，都能以某種方式增益靜坐，而你將直覺性地被引導去選出最合於你自己需要，以及你所想從事之特殊靜坐的精油。

第 11 章

花藥與芳香療法

花藥或花精可以說是所有形式的植物治療中最精細的一種。不像精油，它們並未含有來自原初植物的任何可測量的資材；它們反而更像同類療法藥物。事實上，花藥的發明人，愛德華・巴赫醫生，是受過同類療法及正統醫學訓練的。

在大多數情況中，花藥的製作方式，是讓選出的花朵浮在裝了純淨礦泉水的容器中，並且將這容器在陽光下放幾個小時。在這段時間中，植物能量中的某些成分被轉移到礦泉水中，而這股能量就是最終的藥中的治療因素。除了一點點白蘭地作爲防腐劑之外，沒有任何其他的事物被加入那注入了能量的礦泉水中，。

花藥會對心理、情緒及人格層次產生影響，而身體層面的療癒，通常是較不明顯的效力之結果。

組成花藥最初藥目的三十八種植物，都是以高度直覺性的步驟而發現的。一位高度敏感的醫生——巴赫醫生，常常患上某種特定植物註定得以使其解除的症狀或情緒壓力，並且接下來會發現自己被適合的那種植物所吸引。

他的發明是在1930年代所成就的，而在最近的幾十年間，花藥藥目廣泛地被世界上許多地方的個人及群體所擴增；他們在他們自己所處位置的植物中，發現了新的藥(通常被稱爲花精)。這些花精中有許多是以直覺性的方式發現的，但是許多新的花藥，是藉通靈所得之資訊而發現的。這工作曾經，而現在也正在英國及蘇格蘭、澳洲、阿拉斯加、亞利桑那州、加州、維吉尼亞州及美國其他地方進行著(在此先向其工作沒有被我注意到的人致歉)。新藥會在現在出現是必然的，因爲我們許多人的需要已與活在五十年前的人們的需要完全不同。這並不是說我們不再需要巴赫醫生的藥了——還是需要的，因爲他提出了人類心靈的許多基本面向；但在當時，他或他的病人都未蒙受到嚴重的環境污染，對原子彈滅絕的恐懼，或二十世紀晚期社會中的許多壓力。因爲這些，所以需要新藥，而它們也出現了。舉例來說，我們發現了幾種能幫助減低都市生活壓力的藥。

較新的花藥之所以形成的另一個原因(也許是更積極的原因)，是在世界開始進入新時代的黎明時，大量而且愈來愈多的人，正試圖使自己與正在改變中的星球能量調和，進入一種更高層次的存在。這樣的調和，需要大量的內在工作，可能包含了祈禱、靜坐、觀想、肯定句練習、工作坊、個人治療、前世回溯或其他任何適合那個人的方式。精微芳香療法是這類工作極有價值的輔助，而新的花藥也是。它們之中有許多是關於靈魂的旅程、前世經驗及在生活的每一個面向中都朝向更多的靈性。尤以阿拉斯加及維吉尼亞的花藥爲然。也就是在我們工作的這個面向上，花藥與精油能如此美好地彼此增益。

而在關於如何將花藥與精微芳香療法一同使用的這個課題上，事實上卻沒什麼好說的。最尋常的方法，是選擇一種合適的花藥或花精，如常地口服。這能藉由振動的相似性而增強精油的作用，或更常是將不同的振動帶入，來補充精油的作用——也許是你所選的那些精油沒有包括的振動。

用占測方式來決定該使用那一種花藥或那一些花藥的結合，是很常有的事。即使對那些一直在使用花藥並對其十分熟悉的人來說，這可能都是作選擇的最好方式，因爲這種方式能讓直覺自由支配，防止開業醫師以任何方式被他或她對花藥的了解所影響。

花藥與精油之所以能相輔相成得那麼好的其中一個原因是，在大多數情況下，它們是由不同類別的植物製作成的。當然，有些是重疊的，在這種情形下，精油與花藥是用同樣的植物製作成的；但相對來說，這種情形是很少的。這意味著一位使用精油的開業醫生，可以利用一種花藥，來提供一種無法在任何精油中找到的特殊振動；而反之亦然。花藥可以由含有極少或根本不含香水，因此不會產出任何精油的植物製成，所以它們大大地擴大了我們所能使用的植物類別。即使在精油及花藥乃取自同樣的植物的情況下，它們的振動或作用都不會完全相同，但是藉著以細微不同的方式來使用，它們會增益彼此的活動。

然而，最近，我曾遇到一兩位治療師更向前跨進了一步；他們實際地將一兩滴所選的花藥，加入到按摩油中。他們這麼做，完全是爲了同樣的原因：將一種能增補精油振動品質的振動品質，帶入精油或混合精油中。在親自接受幾次這種方式的治療後，我可以為其深刻的效果作證。另外一對治療師則在開發一種結合花藥及寶石精華的藥，而數個團體一直在致力於環境精油，也就是能保存住某個時刻(例如，夏至)，或某個特殊並具有治療效果的地方(例如，Lourdes)之精神的精油。

無疑地，這些新方法中的其中一些，無論由傳統芳香療法治療師的觀點或花藥開業醫師的觀點來看，都是非常正統的，但是出於想像的新發明，便是所有領域的精微療法進展的一部分，並為我們所有人指出向前的路。

第 12 章

性、精神與精油

有些用來輔助靜坐的精油，也是有名的春藥。這看起來似乎有點矛盾，因爲性與靈性如此常被視爲是格格不入的，許多靈性傳統十分強調獨身，無論在獨身神職或男女修道院中，都將性方面活躍的俗人，貶抑爲次要的角色。有些傳統中，也廣傳著一個想法，即俗人從事性活動應該只爲了生殖的目的，而非將性作爲藉由給予、接受歡愉而表達愛的方式。這些觀念已滲入如此多世代的思考方式中，它們已成爲我們的社會習俗，即使在極爲世俗的社會中亦是如此，造成了不必要的罪惡感以及深廣不可測的不快樂。基督與聖母瑪莉亞間的友誼，或是佛陀給予「在家居士」(即一般結了婚的人)的許多教誨，都可以說明，這不是偉大的靈性上師們的意圖。

獨身神職在東西方傳統中，都占有受尊崇的地位，但是在歷史上的任何點上，只有很少數的人會受這樣的神職的感召。對於其餘的人類來說，性的確是生活中的嚴酷現實，而對那些在追求個人及靈性成長的人來說，這有時會是惱人的，因爲我們所有人幾乎都是在一個將性視爲非靈性的社會中長大的，並仍活在其中。重建人類經驗的這兩個基本區域，會是通往整全的重要步驟。

花朵的香味與植物的性生活，有非常緊密的連結，而一旦花朵已被授以花粉後，它就消逝了。在同時，香味也眞的是植物最靈妙的屬性：它看不到、摸不到、吃不著。很有趣的一件事是留意到，精油的德文名稱是「atherische ole」，意味著「靈妙的油」，而精油若被敏感地使用，能幫助那些想統一性與精神間的明顯對立的人。一開始，我們也許可以先回到這一章的第一個句子，並且思考一個事實，即許多催情的精油也是靜坐的精油。換句話說，在精細能量層次上，靜坐與性活動間並沒有分別。

在實用上，當我們在使用這些精油時，要區隔這兩種用途是極有可能的，因爲如你所知的，在精細的層次上，精油是依我們的意圖而作用的。如果一個靜坐者選擇使用檀香精油，而依據那個決定將注意力集中在靜坐的意圖上，那麼他或她的靜坐，極不可能會被檀香精油的催情所激發的性愛幻想所干擾到。而另一個人可能單單爲了其催情效果，而恰好選擇了同樣的精油，並且因其效力而感到愉悅。然而，在朝向整合的道路上，我們可以在了解這些精油內兼擁有兩種可能性的情形下，使用這些精油。

對那些想使他們的性關係神聖化的人來說，茉莉也許是最重要的精油了。它能幫助驅逐掉時常與性有關的恐懼及罪惡感，如此伴侶便能誠實地接近彼此，並且藉由做愛來表達出他們的眞實本性，亦即神性。在激烈興奮之點上，而在茉莉精油的幫助下，我們不但可以體驗與性伴侶間的合一，更可以體驗與神的合一。

如果你的個人信念系統將神這個字眼的使用排除在外，你可以以「那神聖的」、「那最崇高的」，或任何對你有意義的辭句來代替。我們用的是什麼字並不重要，重要的是性與精神間的整合。

雖然茉莉通常被認知爲一種強力春藥，但它並不常被視爲一種靜坐精油，然而，它那較靈性的屬性，是在非常古早之前爲人所知的，但卻已被遺忘了。在目前，當如此多人正朝向整全及靈性成長而努力時，這古老的知識便被重新發現了。

我們可以用非常相同的方式來看待玫瑰及橙花，因爲它們兩者都是春藥——雖然不如茉莉那麼強力，但是都不常被視爲靜坐精油。然而，這兩種精油，都會激發出非常深刻的靈性特質。

橙花具有一種能力，能使我們與我們的最高本質——更進一步來說，就是神性——有更緊密的接觸。蒸餾出橙花藥油的橙花，長久以來一直被視爲純淨的象徵，而橙花所包含的教誨便是，性既非純淨的也非不純淨的。一旦我們接受了性不是「髒」的，我們便能夠將其經驗作爲我們最高自我的表達。

玫瑰一直被視爲愛之花。對希臘古典時期的人來說，玫瑰是愛神之花，是愛、美、所有形式的藝術及創造力之女神，雖然在今日她常被視爲神聖之愛的化現。然而，在早期基督教神秘主義中，玫瑰是屬於聖母瑪莉亞的花，象徵著貞節，以及與神靈的合一。所以在玫瑰的象徵符號中，我們可以看到這兩個顯然對立的面向被合在一起了；聖母瑪莉亞及妓女的原型合一了。玫瑰這種花及其精油都會激發愛，無論這愛採取的是什麼形式。

這同樣也適用於我們在看玫瑰精油與脈輪能量間的連結時。玫瑰與心輪這愛能量的中心，有著特殊的親近性；這中心的愛能量可以被表達爲有限的人類之愛，或包容一切的宇宙之愛。玫瑰也強烈地影響著第二個脈輪，亦即性及創造性能量的中心。

玫瑰能幫助我們更深刻地感覺到我們關係的創造性潛能，並將一種溫柔的精神，帶到性的表達中。玫瑰所教導我們的是，做愛的確是關乎愛的。

雖然在幫助使人類的性及靈性更加接近的這件事上，這四種精油——茉莉、橙花、玫瑰與檀香——可能是最重要的，但仍有其他幾種精油，不容忽視。

與頂輪相連結的花梨木，能幫助我們更向神性開放。許多人發現花梨木那豐盈的氣味，具有催情效果，而對有這種感覺的人來說，此精油可以使性成爲高我的眞實表達。

廣藿香對那些不願意承認他們自己性慾的人來說，是有益的，因爲這樣子的人覺得(也許是無意識地)，讓他們的情緒有身體上的表達，不太合於他們的靈性抱負。廣藿香能將我們牢牢地穩固在我們的肉體中。它對那些在關係上有困難的人，也會有助益，因爲這些人是「用腦來活」的，並且覺得與他們的身體有些分離了。

這些精油都可以如此使用：在睡前，將幾滴精油滴在浴盆中洗浴，而如果在寢室也在精油燈中使用同樣的精油，它們的效果會延長。

很重要的是要去了解，這些精油(更進一步地說，是整個關於性與靈性的問題)對那些沒有性伴侶的人來說，與對那些有性伴侶的人來說，是同樣相關的。對一個人自己的性慾感到侷促不安，會造成關係之內與之外的不快樂，終究阻止許多人形成令人滿足的關係。即使是那些已經有意識地決定不想進入性關係中的人(無論是暫時性的或長期的)，都需要承認並接受他們自己基本的性慾，即使他們不想將它向外表達出來。對於現在並未處於關係中的人來說，將一滴純粹精油直接滴在皮膚上，當作香水或膏油，會比用沐浴或精油燈的方式更適合。

妄稱單單精油便能造成如此重大的改變，是不誠信的。它們總必須與靜坐、觀想、肯定練習或適合於個人的任何形式內在工作連結在一起使用。對於某些人來說，工作坊或個人治療會是適合的。而精油所能做到的，便是促進這類工作。

在這一章中所提到的許多精油中，茉莉、橙花及玫瑰這三種純花藥，也許是最適合這類內在工作的，雖然該如何選擇精油乃決定於使用它的人；如果覺得任何所提到的其他精油更爲合適，那麼就應用它們來代替。

這兒有三種靜坐，每一種都與一種純花藥有關。

橙花藥油靜坐

在手帕上放一滴橙花藥油，並且深深地將它吸入體內。當你這樣做時，用言語將「我身體的每一部分都是神聖的」這個意念表達出來。將手帕放在你靜坐時仍能聞到的地方。花幾分鐘的時間，單單地將注意力集中在你的呼吸上，以集中心神，並且使所有的「內心的雜念」都安靜下來。現在將你的注意力放在你的身體上——由你的頭部開始。

用你的內眼檢視你頭髮的顏色及質地、你臉部的所有特徵和你臉部皮膚的柔軟。進入你的頭部，並且對人腦這奇蹟感到嘆為觀止，而當你在靜坐中遊走身體各處時，留意那將這不可思議的腦子與你各部分相連的神經纖維網路。

將你的意識帶到軀幹上，再度地由外表開始；皮膚、皮膚下堅牢的肋骨、胸部的柔軟(如果你是女性)。留意你那在肩關節處與你的軀幹相連的雙臂，並留意你的雙手——我們就是用這雙手施予及接收的。進入胸腔中並且在心、肺——在我們在地球上之生命中的每一秒中，它們都不間歇地工作著——遊走。看看那將血液載進、載出你心臟的大靜脈與動脈，而當你繼續在身體中遊走，看著所有較小及更小的血管將血載送到你身體的每一個粒子中。

往胸腔下方移動。並且留意你的胃、肝臟、膽囊——是它們使你得以攝取每日的食物，並加以消化。再度移動到肚臍的地方，並且感覺柔軟的腹腔以及臀部及下背部強健的骨骼。進入你的腹腔中，並且與你的腸子作朋友；所有消化過的食物，就是在這兒，以一種可以滋養你整個身體的形式而被吸收的。

現在將注意力集中在你的生殖器上，覺知到它們那不可思議的設計。細想它們的外觀、形狀、形式、顏色及構造。輕柔地進入睪丸中，或到卵巢中，以及子宮的中心，並且細想它們那複雜的機置，以及它們那創造新生命的潛力。

最後，將注意力集中在你的腿及腳上。向內看入那些支撐著你的長而直的骨頭，以及帶著你向前行的強健肌肉。看看你的腳是如何將你與這支持性地球相連的。

現在問問你自己：「我身體的任何部分，是否與其餘部分分離了呢？我身體中是否有某些部分沒有被我的血液滋養，沒有與我的腦子連接呢？我身體的任何一個部分，能獨立於整體之外而存在嗎？在這奇蹟似的人體中，我的靈魂居住在那兒呢？」

現在把你的身體拿來與橙樹相比。想想它的根、樹幹、邊材與樹皮、葉與枝、芽與花，以及那渾圓多汁的果實。特別仔細地想想那白色花朵以及其香味——樹的靈性放散物，並且問問你自己，「這花是否能無根而生長？」

「如果不給花朵施肥，果實會結成嗎？」

漸漸地將你的意識帶回你所坐之處。拿起你的手帕，以便能再深深地吸吮一口橙花藥油，並且再次向你自己說：「我身體的每一部分都是神聖的，我是整全的。」

茉莉精油靜坐

以進行橙花藥油靜坐那樣的方式開始——除了你要放在手帕上的是一滴茉莉精油。

當你已使自己歸回中心時，在你心靈之眼中形成你所愛之人的影像。看著你所愛的人一開始時穿著衣服，然後脫下衣服，並且凝視著這個與你如此親近的身體。

當你這麼做時，想像一道銀色的光照亮你所愛的人。當你在看的時候，這光便被吸收到你愛人的身體中了，直到這身體成爲有著銀色的光的身體。體驗你對這閃耀實體的愛。

現在，同樣的銀色光線照在你自己身上，你覺得它充滿你身體中的每個毛孔、每個細胞。你及你所愛的人開始變得擁有相同的光輝。現在你們這兩個光體完全地彼此融合了。你們已成爲一體，有著幾乎人類所無法想像的明亮。

讓你對那結合與明亮的覺知持續一會兒。當你覺得準備好時，將你的意識柔和地帶回你所坐之處，但要知道，你們可以在內在載著這銀色光體，因爲你及你所愛的人無時無刻都是閃耀的光體。

深深地吸入茉莉精油，來將這樣的知曉駐紮在你的心中。

玫瑰靜坐

再度地，深深地呼吸著玫瑰的香味，開始這個靜坐。

當你覺得靜下來，並回到中心時，讓你所愛之人的影像出現，坐在你面前。一道玫瑰色光由你的心輪連向你所愛之人的心輪，成爲三角形的底邊，而另一道光，則從你們各自的心臟中，連向你們頭上的一點。

現在感覺你沿著光束，被拉向三角形的頂點。在同時，你所愛之人也被拉向同樣的地方。在此，你們的高我相會並且合一。

在你的光的三角形所形成的空間的中心，讓一個代表著你們高我之結合的象徵符號出現。將這個象徵符號拉向你自己，並拉進你的心輪中。感覺它正在擴張，並完全地盈滿你的心，然後是你的整個身體。現在讓這象徵符號被吸入你所愛的人的心輪中。由於這符號所包含的是一股如此豐裕的愛，即使當它不斷擴展，充滿你所愛之人的心臟及身體時，你仍然能完全地被它所充滿。愛充滿著由你的光的三角形所形成的空間，並且持續擴展，直到你感覺它能充滿整個宇宙，因爲你所在體驗的，正是宇宙之愛。

讓那知曉保持一會兒，直到你覺得已準備好輕柔地將你的意識回復到你所坐之處。深深呼吸幾口你的玫瑰純精油，來幫助將這靜坐之美駐紮在你心中。

橙花藥油靜坐是爲每個人設計的，無論他是否處於關係中。而明顯地，茉莉及玫瑰靜坐，則是爲現下正處於關係中的人所設計的，即使它並不需要兩個人都親身在場：即使你與你所愛的人相隔數千哩，你都可以做這些靜坐。事實上，這樣的靜坐在分離的時刻變得十分寶貴，特別是在兩個伴侶都知道彼此在做類似的靜坐時。

如果你們並未分隔兩地，一起做這些靜坐是很美的事。保持一點距離，面對面坐著。在靜坐開始及結束時，若能深深地吸一口純花藥，然後靜靜地將手帕遞給你的伴侶，共享這純花藥，便能增強相連的感覺。

如果你們眞的想要使你們的性關係靈性化，一起做靜坐(無論是我所略述的這些，或是其他形式的靜坐)會是很有效的方法。如果你的伴侶不願意與你一同坐下來靜坐，也許你需要問問你自己，跟你在一起的伴侶，是不是適合的伴侶。

最後，回到這一章開始時所提到的獨身這個主題：在當前的世紀中，由於人們十分強調圓滿的愛的生活的重要性，以致於有一種將獨身視爲一種貧乏的存在狀態，或甚至一種不健康狀態的傾向。這對早期世紀中觀點的逆轉，是很諷刺的。一位勉強地過著獨身生活的人，也許會覺得非常貧乏，但對那些有意識地選擇獨身的人，則並不一定是這樣。獨身生活與含有性活動的生活相較，並無所謂較好或較壞。

有一些精油能支持那些作了獨身決定的人，也能支持那些覺得不情願地被迫獨身的人。馬鬱蘭對那些想進入關係中的人，具有安撫與抗催情的效果，但對無論爲何原因而喪偶或與愛侶分離的人，卻不適用。

它能減輕孤獨感，並且提供情緒上的溫暖感覺。當它用在傍晚洗浴時，可能會最有效。而薰衣草，由於其清潔而單純的氣場，則對那些已選擇獨身的人有所幫助。單單吸入它，便能加強並鞏固那個決定。

所以讓我們謝謝這豐富的慷慨的宇宙，爲我們的星球提供了如此豐富的植物與精油，讓我們每一個人都能在其中找出最適合的，來達成不同的目的。

第13章

進入人間

關於在母親懷孕及生產時使用精油在身體層面的裨益，已被寫得很多了，而關於精微芳香療法在這段特殊的時間的用途，則被寫得很少。讓一個新的人誕生此世，是一個令人敬畏的責任，也是一個極度喜悅的源頭。然而有時候，責任、恐懼及其他情緒，使得我們很難去體驗喜悅，而在此靈敏地運用精油，可以支持這些未來的父母，並且幫助重建一種喜悅的期待。

精微芳香療法尤其符合懷孕婦女的需要。非常少的精油用量以及柔和的應用方法，使得它從身體的觀點來看，成爲一種非常安全的治療形式，而精油的情緒/靈性屬性也與那刻劃出懷孕的提昇了的意識，產生共振。

而可以使用的精油之範圍，則是非常有限的，因爲我們必須將所有可能對母親及未出生的孩子造成任何危險的精油排除在外。你將會在本書末的精油藥目中，找到可能有害的精油。如果你想使用任何未包含在此的精油，一定要在一本關於傳統芳香療法的好書中，檢視一下它的安全性。特別是在第四/五個月時，要避免使用被稱作通經劑的精油，因爲它們會造成流血。

幸運地，那些被視爲是安全的精油，即是那些能使最適合懷孕的精細振動加以具體化的精油。如你所料，這些精油包括了橙花及玫瑰(但茉莉不是)、薰衣草、桔，以及英國或羅馬洋甘菊，而非「藍色洋甘菊」，一種通常用來描述Artemisia arborescens的名稱——它是一種效力很強的停經劑。洋甘菊、薰衣草以及玫瑰在傳統上都被列爲是停經劑，但是當它們被應用在精微芳香療法上時，風險卻很小。我會建議，只有在先前有流產紀錄的情況下，才避免使用它們。而玫瑰的振動頻率，特別適合於爲人母的情況，若是放棄了它，實在很可惜。

最重要的是，玫瑰所訴說的是愛：這對結合在一起而孕育出這小嬰孩的伴侶之間的愛，他們對這嬰孩的愛，以及這嬰孩終將與他們共享的愛。桔是特別適合在懷孕時使用的一種美好精油，因爲它有一種開放性的、孩子般單純的特質，並且能祈請來快樂，而橙則反映了新生兒的純淨。這兩種精油是可以從懷孕最早期的時刻，一直用到懷孕最末期的。小嬰兒在子宮中等待的時間，也會因爲被芳香的氣味環繞而受益。我們都知道，小嬰兒在出生的許久之前，便能感知到香味了，而出生後，可以認知出母親懷抱他們時所用的香水。

未出世小嬰兒的父親，可能時常在某種程度上被忽略了，因爲他的伴侶成爲衆所矚目的焦點，但是他也應該享有芳香的精油所帶來的樂趣。置於家中四處的精油燈意味著，父母兩人都能共享這快樂，以及同種類精油所造成的振動上的影響。

在接近臨盆時，若能將一些精油加入迎接嬰兒來臨的準備工作中，是很好的。我在這兒並不是指用精油來幫助分娩(那較正確地來說，是屬於傳統芳香療法的範圍)，而是用精油的香味來歡迎孩子。選擇一種母親在懷孕時所使用的精油，並且滴一滴在孩子一出生時要用來包裹他的布上，而在搖籃內當襯底的床單上，再滴上一滴。用同一種精油來幫助嬰兒的第一次洗浴，在浴水中加上一滴與一茶匙扁桃仁油或葡萄子油混合而成的精油(不要對小嬰兒使用未經稀釋的精油)。

以這樣的方式，用香味來圍繞新生嬰兒，能緩和他進入這個物質世界所受到的驚嚇。橙花精油最適合用於這個用途，特別如果母親之前曾使用過它，雖然玫瑰或桔也幾乎同樣美好。

有些父母親希望在這即將到來的靈魂進入外在世界中前，先歡迎他，或甚至去邀請一個靈魂進入他們的生命，所以在這兒提供一個可以在三個特別的時間進行的靜坐——在母親一知道她懷孕時，在嬰孩首度開始動的時候，或者當一對伴侶想要懷孕，將一個靈魂招向他們的時候。

歡迎新生靈魂的靜坐

這對伴侶應該面對面，坐在一個他們盡所能布置得十分美麗的空間中，身旁有一些新鮮花朵——如果可能的話，選擇玫瑰花——以及燭光。在開始坐下來靜坐前，他們應該在一個小碟子中準備一些精油——將兩滴玫瑰純精油與二茶匙的扁桃仁或葡萄子油混合，然後在他們坐下後，將這碟子放在兩人之間。這碟子最好要是美觀的，由精美的瓷器、玻璃或水晶製成。

將他們的手指伸入精油中，兩個人輪流將精油首先塗在彼此的額頭上，然後是心輪處，接下來是肚臍下方一點點的腹部，而最後再塗在每一隻手的手心處。塗抹眉心輪時要帶著一種將注意力集中在這孩子的樣子的意圖，塗抹心輪處要帶著滋養這孩子的意圖，而在塗抹雙手時，則要帶有一種歡迎這孩子進入這個世界中的意圖。我們可以大聲用言語把這些意圖表達出來，或在心中想著。在這靜坐的其餘時間中，這對伴侶可以坐著握住彼此的手，或是男士可以把一隻手放在女人的腹部。如果這靜坐是為了記錄他們寶寶在子宮中最初的運動，這麼做便特別合適。

現在，兩個人都看到一道粉紅色的光束，將他們的心輪連結起來，形成一個三角形的底邊，而由他們各自的心輪處，又各有另外一道光束伸出，兩道光相連結，在他們頭上形成三角形的頂點。緩慢地，他們覺得他們自己被向上吸引到三角形的頂端，而在這空間中，他們邀請這即將到來的靈魂。他們由他們內心深處，對這個生命訴說著他們早已對他產生的情感、他們想歡迎這靈魂進入他們生命的欲望，以及他們想滋育他、照顧他的意欲。他們持續處於這種極大的愛與快樂的感覺中一段時間，然後才緩慢而輕柔地，將意識帶回到當下，以及他們靜坐之處。

第 14 章

重大的過渡期

在重大的過渡時期，亦即我們稱之為死亡的時期，精微芳香療法對瀕臨死亡的人及其家人，都具有安慰及支持的作用。而在身體層面的治療不管用時，芳香療法的精細面向——更進一步說，是靈性面向——就變得更重要了。從事收容所工作的芳香療法治療師們，不斷地講述著極為敏感地挑選出的精油，所能為他們照顧的人帶來的安靜、接受甚至喜悅的感覺。

有相當多的芳香療法治療師現在在收容所擔任志工，而由與他們其中一些人的討論中清楚得知，他們正在實行精微芳香療法，即使他們以往未曾聽說過那個觀念。他們的病人的病況，通常使他們不得不使用低劑量的精油，並且以最輕的撫觸來按摩(如果需要按摩的話)。他們之中有些人講述到滴在一條手帕上的精油，曾帶給那些因為太脆弱，而連十分輕柔的手部按摩都不想要的人，多麼大的愉悅。尤其是治療師的態度以及期望，將他們的工作提昇到一個全然更高的層次：他們在心中不預期要達到身體層面的「治癒」，而致力在減輕病人的苦痛，並且在此之外，致力於他們所照料的人的心理、情緒及靈性層面福祉。如我在這本書中從頭到尾所強調的，治療師的意圖及意念，是所有精細或振動治療的核心因素。

我很榮幸能為兩位末期病人進行工作，與這兩位病人間的相遇，對我來說都是深刻的學習時機，同時也證實了我那些一直在從事這樣的工作的同儕們所告訴我的一切。

在這個時刻，檢驗一下治療這個觀念，將會很有收穫。有一個普遍的誤解就是以爲，去「治療」便意味著去「治癒」——意即使身體恢復健康。這樣的治療觀念會導致一個觀點，就是：如果治療者所治療的人死亡了，就代表這治療者失敗了；然而，幫助一個人有意識地、平靜地、不恐懼地接近死亡，也許會是一位治療者所能提供的最偉大的禮物。

「治療」這個字有著古老的起源，它與「神聖的」、「整體的」、「強壯的」以及「健康的」這些字詞，有相同的字根。當治療師及需要療癒的人放下想使其變得健康的渴望時，更深刻的治療——使其變得神聖——方能開始。

精微芳香療法在這樣子的治療中的一部分價值，在於精油具有一種以言語不易表達的方式，來觸及心智及精神的力量。首先想到的，是那些能讓使用者與高我及神性更接近的精油，以及那些能使我們在轉變及失落的期間較爲適然的精油。

乳香使我們與我們那不朽而神聖的高我連結，並且讓我們更容易放下現世的執著。雪松能增強我們與神性間的連結，而歐白芷能開啓我們對天界的覺知。這三種精油全都會對靈魂說話，幫助靈魂鬆解開與其棲息了短短一段時間的現世身體間的牽累。

絲柏能緩和所有的過渡期——青春期、生涯轉變、結婚、離婚或宗教改變以及死亡。由那個面向看來，絲柏可以與巴赫醫生花藥中的胡桃木相比，而有些人因並用兩者而得到裨益。數千年來，人們一直將它與死亡的時刻聯想在一起，而這樹通常是栽植在墓地中的。這種樹火焰般的形狀，會將我們的意念及熱望引導得更高，而它那長青或永生的葉子，則載有生命不朽的訊息。花梨木及橙花都與頂輪有關，並且能增進靈性。花梨木尤其能使頂輪開啓。事實上，許多人在死亡將近時，這個脈輪便會自動的打開，而花梨木可以促進這個。

收容所工作者常常提到，佛手柑及玫瑰是兩種能給予他們的病人極大的愉悅的精油。這兩種精油都與心輪有關，而它們在整個精油藥目中，屬於擁有最美好的香味的其中二種這個事實，並非毫無意義。香味是感官享樂中最輕靈、最不可觸知的，它仍能將喜樂帶給一個如此病重，而無法享受大多數現世樂趣的人。如果這個脈輪是因悲痛而關閉了，佛手柑尤其能有所幫助。這是一種如陽光似的精油，它能緩和哀傷，並且將光帶入黑暗的情況中。人們常將它描述能在死亡過程中提振精神，這種精油的這個特質被加強而且精煉了，所以它眞能使靈魂向上揚昇，向光而行。

玫瑰也能減輕哀傷，帶來安慰及慰藉。玫瑰不只與人類愛相關聯，也與宇宙之愛有關。它能爲親戚朋友，也能爲將死之人提供慰藉。心輪是對神祇虔誠的中心，在將死之前，這樣的虔誠感常會十分的強烈。這種精油也有極大的美的饗宴的成分。熱會改變這種細緻的芳香，所以以熱薰的方式使用玫瑰精油是不明智的。滴一滴在手帕中，不時地聞它。

無論如何，有一種比所有其他的精油對將死之人及其周遭的人更有極大的幫助，即是香蜂草。這種精油也是一種在所有過渡時期都能有所幫助的精油，但它在現世生命將盡時，卻格外重要。它似乎能驅除恐懼，並在死亡接近時帶來接納。它能緩和驚嚇，特別是在某人突然或激烈地死亡，例如車禍時。香蜂草不但與心輪有親近性，也與太陽神經叢——意志表達的中心——有親近性。它能幫助使人類意志與神性達成協調一致，而這能使人更容易去接受即將來臨的死亡——對臨死之人以及那些知道他們很快就要被拋下的人來說，都是如此。

數些經驗暗示，香蜂草能幫助我們憶起前世，而我時常想，那便是爲何香蜂草能對將死之人有如此的安慰作用的原因：藉著提醒自己我們以前曾經活過，能幫助我們了解我們也將再次重生。

與這個相關的是，對那些末期病人工作的治療者們，能尊重病人們的看法及信仰是最重要的。舉例來說，如果治療者相信在一個新身體中再生的可能性，而將死的人相信在天國中的永生，或認爲肉體的死亡是所有存在的結束，那麼，最重要的是，治療者不應該說任何與病人信仰相矛盾的話。讓精油自己去訴說。它們能與心智最高的層次相連，在那兒，言語變得沒有意義了。如果絲柏或香蜂草能喚起一種對永生的覺知，那麼任何聞到它們的人，便會把他們自己對永生意義的了解，帶入那種覺知中。

在對將死之人進行工作時，使用精油的方式是非常被限制的：按摩可能必須限制在手部、腳部或臉部按摩，而洗浴也許是不可能的，所以精油燈的使用、單單吸入香味及塗油，便變得十分重要了。事實上，這些方法也是具有最精細之效果的，使得它們成爲這樣的時刻中比較適合的方式。在說完這點之後，我也要說，只要任何形式的按摩是可以施行的話，都應該去施行。非常多醫院及收容所的工作經驗顯示，輕柔的撫觸能帶來多大的安慰及好處；只要病人仍能享受它，就不該拒絕施行。

在房中使用精油燈，是一種很簡單的方法，如果芳香療法治療師提供一些適合的精油及指示，醫護人員或親戚也能十分容易地使用它。當然，最後所要選擇出的精油，必須是生病的人所喜歡的，或在任何特定時候要求的，而如果選出來的並不是先前所描述的那些精油，一點也沒關係——前面所述的那些精油，只是我認爲最有可能幫助的精油之一覽。

塗油，亦即單單地將一點點精油直接地置於皮膚上，是一種使用精油的美好方式，並帶有某種莊嚴如聖禮般的言外之意(雖然芳香療法治療師一定不能奪取神職人員或其他靈性領袖角色)。精油可以輕輕地被放在手上或額頭上，但很重要的是，要記得將精油稀釋，因爲疾病及藥物副作用常使得皮膚極度的脆弱。

所有方法中最簡單的一種，就是把一滴精油滴在手帕或衛生紙上，而這常是一種讓病人非常享受的方法，因爲病人可以控制何時選擇去聞它。

即將死亡之人的家庭及朋友也需要愛與治療，雖然他們常常是沈默而未請求任何幫助的。他們覺得他們的需要與他們將死的朋友相較，是次要的；他們必須不要顯露出哀傷，或做出任何可以被稱爲脆弱的行爲。一位在家看護著她將死的丈夫，一直到他生命將盡之時的朋友，只會在她抬動丈夫時扭傷了自己的背時，或有其他身體上的損傷時，才會向我請求作一節芳香療法治療。只有在那樣的情況下，她才「允許」她自己去尋求幫助。

有時候，一位已準備要死的人，會被家人及朋友不情願讓他離去的情況，退縮回去。他們(家人及朋友)會試著一直維持著一種愉悅的氣氛，而這事實上對他們自己及他們所愛的那個人來說，會是十分有壓力的。這樣做會妨礙深沈情緒的分擔，甚至妨礙實際事務的安頓。親戚們通常會覺得很難去談論在某人死後所將發生的事，然而，將死的人可能眞的很想要討論諸如葬禮安排、孩子的教育，或他們對配偶在未來的某個時刻再婚之可能性的感覺等等。當這些想法及感覺被誠實而開放地分享後，通常比較容易使人由這一生平靜地過渡到下一個階段。

當病人的房間有使用精油燈時，溝通有時候會比較容易。一種具柔化及開啓作用的精油(也許是佛手柑或玫瑰)，可以對每一位曾待在這房間中的人，發揮其輕柔的影響。請求一位近親定時地負責點燃精油燈，或在芳香療法治療師來訪的間隔期間將一些精油放在手帕上，來確保精油能徹底連續地被使用，是很好的。

如果你曾與將死之人的家人及朋友在此人快要死亡的那一段期間有密切的接觸，他們可能會在死亡終於發生時，向你尋求支持與安慰。他們需要的可能會是一個擁抱或一個可以講講話的人，但是如果你有機會提供一節芳香療法治療，將會有極大的幫助。

我認爲在緊接著死別後的一段時期中，那單純的身體按摩，通常是最適當的治療形式。如果某人死在家中，或在死亡前只在醫院或收容所待了很短暫的時間，他的近親也很可能一直是主要的看顧者，而可能經歷過幾個星期或幾個月的斷斷續續的夜晚；搬抬、清洗、餵食並照顧一位若非如此便十分無助的人。他們很可能忽略或否認了他們自己在這整段期間的疲累，而掙扎著要維持一個堅強的表面。一旦這樣的需求消失了，一種精疲力竭的感覺，便會淹沒了他們。當某位待在醫院或收容所很久的人死去時，與他最親近的那些人，可能因爲曾經每天奔波著去看視他，也許整夜坐守在床側一直到天亮，因而在他死後，也可能會處於一種完全疲憊，並且有著無可避免的哀傷與悲痛的狀態中。

那時，身體疼痛的減輕，以及他人撫觸的慰藉，就成爲非常重要的事了。在同時，治療師應該將精油的精微屬性牢記在心，並且選擇諸如香蜂草、玫瑰或佛手柑這類的精油，因爲他們能在較不可觸知的層次上，提供極大的慰藉。對於那些覺得無法開放地表達出他們的哀傷的人，特別需要用玫瑰來治療。哀傷會關閉心輪，而玫瑰則傾向會使心輪開啓，而常常一場使用玫瑰精油的按摩，能使未流出眼淚釋放出來。這些眼淚是具有治療性的。如果你遇到了這樣的反應，允許那人哭個夠，在不要打擾到他們的哀傷的情況下，爲他提供衛生紙、一杯溫的飲料，或一個擁抱。有些人也許會想繼續這按摩，而其他人則不然。

一個喪親之人，常常需要有人可以談話，而與他們自己家人及近親之外的人講講話，會是有幫助的。那在按摩時或按摩後使眼淚流出的同樣的解放感，常常會使人將狂潮般的言語宣洩出來。有些芳香療法治療師覺得十分能處理這樣的情境，覺得傾聽是他們與他們的客戶間之關係的一部分。即便如此，我也會建議去接觸一位受過訓練的喪親詢商者；喪親詢商者對於許多人在他們某個十分親近的人死亡後的那種混亂感覺，有特別的了解。他們不但會感到哀傷，還可能會感到負擔減輕了，並且有一種罪惡感及憤怒。如果某個人病了很久，處於極大的痛苦中，需要人持續的關注，那麼那個人的死，常常是一種負擔的減輕，但那些最接近他的人，對於他們自己有負擔減輕的感覺，會覺得極度的罪惡。一位喪親的朋友可能會對他們的伙伴離他們而去感到憤怒，而對未能阻止死亡的發生(即使這完全不是他們能力所及的)感到罪惡，並且對他們自己的反應，十分困惑不解。一位常常與喪親之人相處的諮商師，能夠使他們安心的知道，所有的這些情緒都是正常的、被允許的，並且需要將之宣洩出來。

一位實行普通治療工作的芳香療法治療師，通常不會對病重之人進行，但是較可能看到一些在親戚或親近的朋友去世後，需要支持與安慰的人。所以如果你在診所、沙龍或健康中心，而非在收容所做志願工作的話(或者甚至兼有)，這些面向都是特別有關聯的。

最後，我們不要忘了爲瀕死之人進行工作的治療師們的情緒及靈性上的需求。他們可能會發現他們自己必須要面對一些情緒，諸如對他們自己死亡的感覺、對他們失去了的某個人的記憶、對他們親近之人之死的恐懼等。末期病人可能會因藥物副作用而衰弱或浮腫，或因外科手術而變得十分難看，而爲他們進行治療的治療師們會發現，這也引發了關於他們自己身體的一些問題。接著，當一位病人死亡時，他們當然會無可避免地有些憂傷，即使這病人的死是預料中的事。

「誰來照顧那些負責照顧人的人」這個問題產生了，

而這樣的照料並非總是可得的。同儕的支持，時常是唯一可能的。很幸運地，治療師們總能從他們用來幫助他人的精油中獲益。大多時候，在他們工作時，他們會吸入能使人振奮的、使人導向靈性的精油，但很重要的是，要記得諸如在工作前關閉脈輪或使用具清潔及淨化作用的精油來洗浴這類的事。不然的話，會有一種在精細的能量層次上被榨乾了而精疲力竭的危險。

不是每個人都覺得能勝任這樣的工作，但是那些覺得可以的人常常會發現，這樣的工作成爲他們自己靈性成長的一部分。在我們能爲我們人類同胞提供的服務中，還有什麼是比使他們現世生活的最後日子過得更好，還要偉大的呢？

無論我們是否選擇爲末期病人工作，我們每一個人都需要與死亡面對面，即便只在我們自己生命將盡時。幾乎每一個人，在生命的某個時刻，都會處於爲某個親近的人的死而哀傷的狀態，所以我想提供你一個在這樣的時刻可以考慮去做的靜坐，並以此結束此章。

爲一位死去朋友所做的靜坐

讓那些在死者生前與他最親近的人，在他們的朋友死亡後，儘快地趕來共聚一堂。將兩或三滴眞的香蜂草精油置於一個燃燒器中，以準備房間，而如果任何一位參加者家中的花園栽有檸檬香脂的話，摘一些來，並在房間中放一束這種新鮮的芳香；這樣是很好的。

坐成一個圈，並在中央放置一個水晶。清澄的石英水晶會是最好的。花一些時間安靜地呼吸，來使這團體的能量鎮定下來，歸回中心。讓每一個人持著這位已離開現世生活的朋友的念像。

現在，圈圈中的每一個人想像有一道白光，由他或她的心輪處，連向他左側的那個人的心輪，而另一道白光，則由他或她的心輪處連向水晶。

讓愛由每個人的心輪處傾瀉而出，以純淨而充滿愛的能量，充滿這整個圓圈。感覺愛不斷增加，直到這個圈圈已無法容納了。在這個時刻，想像你們所有的愛都被這水晶聚集起來，成爲一柱巨大的白色光柱，向上閃耀著。

看著你們都曾愛過的這位朋友站在這光的中心。看著這柱光漸漸增加它的亮度，並且充滿你們朋友的整個身體，直到它完全地轉形爲光。慢慢地，你將會看著這個閃耀的實體，那曾經是你世間朋友的人，沿著這巨大的光上昇，直到消失在你的視線中。

當你的朋友消失在你的視線中時，在你心中要了解到，我們每個人都是這樣一個閃耀的實體，即使當這光輝被血肉之軀所遮蔽時，仍是如此；沒有任何事物，能使我們與那些已不再受這樣一具身體之牽累的人分離。

第 15 章

治療我們的星球

你可能會像我一樣覺得，治療我們自己或他人，而不去照料我們所生活於其上的地球，其用處是有限的。

我們美好的行星地球，亦即我們稱爲蓋婭或地母的地方，已被深深地傷害了。我們掠奪了她的寶藏，毒化了她的海洋與河流，污染了她的空氣，並且損傷了使我們得以在她的地表上安全活著的保護膜。太久以來，人們把她想作一個非活性的岩石與礦物的集結，認爲我們可以無止盡地從她那兒掠取，將各種廢物傾倒於其上。

當科學家詹姆斯・拉維路克(James Lovelook)提出地球是一個有機體，並且以蓋婭——原初的大地之母這個來自古代神話的名字來稱呼她時，這樣的想法觸動了許多人的心弦。

我們的母親受傷了，但是我們全靠她來支撐著我們。除非我們治療了我們的母親，不然我們將無法存活下去。

我想極少讀到此點的人，是沒有覺察到這些事實的，但是我想與你分享精油的用途中，所固有的一些環境及行星治療的潛在價值。植物以一種眞實而實際的方式，使我們與地球連結起來，而我們不應該忽略一個事實：我們的精油是在植物的細胞中作成的。

就像其他形式治療一樣，行星治療可以在許多不同層次實現，因爲需求是如此的大，時間是如此的短，所以若要確保成功，我們每個個人需要以可行的每一種方式去努力，方能達成。沒有一個單獨的人，能獨自治療這整個地球，但是要達成這點，需要每個人的努力。

在物質層次上，我們可以「輕柔地在地球上行走」，換句話說，以一種儘可能少取用地球資源，儘可能少增加整體污染負載的方式，來過我們的生活。要這麼做，需要改變我們使家中保持暖和的方式，我們在家中使用的清潔及其他產品，用來製成傢俱及家用品的材料，我們所穿的衣物、化妝品及其他個人用品，我們的運輸方式，我們處理廢物的方式，甚或我們所吃的食物。不要被誘使去相信，你所能做的實在太少、太小而無法產生任何效果：記得，「如果你不是解決問題的一分子，便是製造問題的一分子」。

精油可以在物質層面來輔助我們的努力，它們可以取代許多合成產品：香水、皮膚保養品、沐浴精、個人衛生用品、家用消毒劑、空氣清潔劑、驅蟲劑以及甚至合成藥品。此外，許多市面上所販售的環保的家用及個人用品，是以精油及其他植物萃取物，而非在這些物件中常見的合成香水，來使其具有香味的。另有一些是不含香味的，你可以(如果你想要的話)將精油加諸其上，來增進你的個人環境。

另外一個重要的因素是，只使用無農藥製成的精油，也就是說，有機栽植或由野生植物中採集出來的精油。為製造精油所栽植的芳香植物，可能只占世界農業的一個極微小部分，但是在此，就如我們個人及家庭用品的消費一樣，每一個對這星球健康的小小貢獻，都是很重要的。

有機栽植者不但會照應植物，也會照應土壤——不用農藥只是其眞相中的一部分——他們將腐爛的菜葉素材(堆肥)放回土壤中，來取代每一次植物收成時所被吸走的營養。這不但能維持土壤的結構，也能維持其養分貯存量，以這樣的方式，他們能幫助持續地使地球珍貴的外罩恢復原貌。這與使用化學肥料來增加作物產量，但是卻不將任何有機素材放回土壤來保持其結構的化學農業相較，實在是強烈的對比。最終，這將導致土壤的毀壞、腐蝕以及黃塵地帶(dust-bowl)現象。

在心理層次，我們可以與朋友談論，向報社投書，參加當地、全國性及國際性的壓力團體及慈善團體；因爲數千哩之外的受毒害之河川，一分一寸都如你家附近的有毒垃圾場一樣有關。

在精細的層次，我們可以利用精油、水晶、靜坐及觀想來從事許多事，達成環境及星球的治療。

以這樣的方式來工作，就如在物質層面的工作一樣，我們必須先從我們家園以及周遭環境開始著手。可能由於過去的事件，而使得負面能量在房子中積累，或是在過往居住者搬離許久之後，其陰沈的思想形式仍縈繞在那兒，甚或你的房子正座落在古戰場上。接著，諸如負面的 ley-lines、地下水、礦床以及負面的地球射線(這些是在觸及地球表面之前便被扭曲的射線)等等，在在都是會造成地理壓力的因素。因為星球能量一直在改變，這樣的負面影響也許亦會改變，而一間你剛搬進去時覺得「感覺很好」的房子，也可能招致非常邪惡的能量。

這些原因可能會造成靈性上或心靈上的不安、沮喪、長期的疲倦以及健康不良。如果你認為你家也許受到了這樣的影響，那麼就如前面章節所建議的，你可以用占測的方式來找出負面性的區域，或詢問一位很有經驗的占測師來代你占測。尤其重要的是，要把在人們花很多時間待在那兒之區域——諸如臥室、最喜愛的椅子或每日工作用的桌子等等——中所發現的任何負面能量給清除掉。

如果你確實發現在房子中有一些無用的能量，特別如果它是某種負面的思想形式，或是過去事件的投射，你大可藉著定時蒸餾適當的精油，並進行適當的觀想及靜坐，來清除掉它。在這樣的情況下，杜松是格外有幫助的一種精油，因為它具有潔淨心靈的屬性，或者你也許會覺得雪松、薰衣草、松樹、迷迭香或尤加利比較適合。每天，將一個放了幾滴你所選精油的精油燈，置於最強烈感覺到其負面性的房間或區域中，一連放個七天，如果你覺得還需要的話，還可以放得更久。

在這段時間內，你可能會想利用某些冥想，來清潔房子。確實，規律的靜坐是將負面能量由一座建築物中清除掉的最好方法之一，尤以團體靜坐為然。如果你的朋友中有靜坐同修者，你可以請他們來參加。尤其是唱誦宇宙原音唵(OM)，能幫助將負面思想形式由一個區域中驅除掉。必須持續唱個一段時間——如果你可以的話，至少唱誦個四十分鐘——並且儘可能地常去覆誦它。在此，團體的支持是尤其寶貴的，因爲當一些人一同參與的時候，持續唱誦一段很長的時間，便變得更加容易了。在這段靜坐或唱誦的時間中，務必要燃燒適合的精油。

如果你喜歡使用水晶的話，你可能會喜歡將你所選擇的精油或混合精油放一滴到一個很大的水晶上，並且將其置於需要清潔的區域，或將精油滴在幾個策略上重要的點上。如果你並不確定自己是否會使用水晶，你可以詢問一位那個領域中很有經驗的人，爲你選擇一個或一些適合的水晶，並且爲你舉行一場簡單的儀式，或者你們可以共同選擇精油及水晶，彼此互補。

水晶是一種消解由物理因素——地理壓力——造成之負面能量的有效方法，這也是一個單靠精油無法有多大幫助的區域。如果你認爲你(或你的客戶或朋友)被地理壓力所影響，我會強烈地建議你去請求一位有經驗的水晶治療者來幫忙。另一個替代方案是，你可以買一個叫做 Radi-Tech的小裝置，插上電來消解這種能量。無論你決意施行那一個方法，在那個區域燃燒一些精油都是很好的。

在任何這樣的清潔後，若能用一些會產生有益而正性之能量的精油，在這個區域蒸餾是很好的。依那個曾被清潔的地方爲何——是臥室、書房、靜坐廳或公衆區域——

你可以從佛手柑、雪松、薰衣草、橙、橙花、苦橙葉、玫瑰、花梨木、檀香或岩蘭草精油中作選擇，將其置於精油燈中或水晶上，若能進行個七天會很好，而若使用這些精油一段更長的時間，也不會有什麼傷害。你也可以輪流使用這些精油，選擇在某個特定時刻最吸引你的。如果一整間屋子都被清潔了，你可以為這房子的不同部分選擇不同的精油。

至於家園之外的地方，至少有一位靈性導師強調所有從事靈性探索的治療者、靜坐者及人們，該為其周遭環境擔負責任的重要性。就如環保行動者會對付像廢物處理、工業廢水等等的當地問題，而「靈性行動者」也會為當地區域靜坐，也許為方圓三至五哩內靜坐，並且將治療能量向外傳送到城鎮、村落或周遭的鄉間。特別是，當在做這樣靜坐時，最好將注意力集中在許多人聚集的地方，諸如醫院或當地的超級市場。如果那兒有一個當地易滋事場所，像酒吧、足球場或其他常有人打架鬧事的地方，或一個易生意外事故的黑暗地點（black-spot），將某些能使人平靜的思想投入那個地方，是很有幫助的。

在你所住的城鎮或村落中，也許會有一個或更多的地方，就是覺得「不對勁」，這些地方也會從治療性的靜坐中獲益。可能是因為這樣的一些地方與看得見的滋事區域重疊，或當地歷史研究、傳說甚或閒話可能顯示出，這地方與過去的邪惡事件是有關聯的，可能是絞刑架的所在，或被遺忘已久的戰場，但也許找不出任何可認明的原因，來解釋爲何一個心靈上的黑色地帶存在者。地方就像人一樣會「不舒適」，而也可以用相似的方式來治療它。

對一個當地地圖占測，有助於找出你個人可能未曾留意到的需要治療的地方。負面能量線交叉點，總是有著強烈能量的區域，而這樣的能量並不總是有益的。它是負面的機率就如不是負面能量的機率一樣大。不要信賴已知的當地負面能量線位置，除非它們是非常最近的時候被確立了，因爲近年來，負面能量線網曾有過許多的改變。找一位有經驗的占測員，來占測一張當地地圖，並且將治療傳送到交叉點上。對我所居之城鎮的地圖這般占測，在一個曾經發生過損害慘重的大火的點上，顯示出多達五條負面能量線，而在我們最危險的道路交叉點上，顯示出有三條負面能量線交會。

這兒有一個簡易的靜坐，你可以以獨自或團體的方式進行，來治療你當地的環境。

依你所感知到的你想要治療之處的最大需求，選擇出一種有治療、清潔或鎮定效果的精油，並在精油燈中放幾滴精油。靜靜坐著，並將注意力集中在你的呼吸上，而當你這麼做時，塑造出你想要對其傳送有益的、治療性的能量的地方之心像。當你吸氣時，讓你自己非常覺知到正在蒸餾的精油香味，並且感覺那種精油的治療能量充塞你整個身體、心智及精神。當你呼氣時，有意識地將治療導向你所選擇的地方，想像精油的治療能量強化了你的意圖。當你在每一息中重複這個過程時，與那個需要治療的地方間的眞實連結，便會締結起來了。

你甚至可以將這樣的靜坐導向你所在位置中似乎引起一些問題的人！也許是當地政客、房地產開發者，或一群不良少年的頭頭。將治療送給這些人，來取代憎惡。定期地做它，如果可能的話，以團體的方式進行。你可能會對結果感到大吃一驚。

另一個治療你環境的方法是，將注意力集中在某個似乎能產生有益的、正性能量的特別地方，並且以一種想把這正性能量傳遍這整個區域的意圖來冥想。在許多地方，已有一群群的人與進行這種形式冥想的國際之泉(Fountain International)產生連結。他們在他們的地區選擇出一個聚焦點，稱其爲這個區域的「核心」，在這區域中，人們不但個別地冥想，還會相互交談、一同冥想。

我先前描述的治療你鄰近所在的靜坐，也大可以用來治療全世界中需要的地方。以用樣的方法來呼吸及使用精油的能量，將注意力集中在衝突、動亂、飢荒、乾旱、地震或其他自然或人爲的災難區上，並將你的治療念波傳向這些區域。

然而最重要的是，我們不但需要表達我們的愛及我們想要治療已對這整個星球造成之傷害的意圖，而且要在能力範圍內做一切能做的事，來阻止更進一步的傷害。

我想在這兒與你分享兩個爲星球治療所設計的靜坐。如常，在你開始之前，先選擇一種會提昇並增進你靜坐的精油。我最常用於這些靜坐的精油，是花梨木精油。這種精油不但具有輔助靜坐的屬性，對星球治療來說，更具有特殊的意義，因爲萃煉出它的樹，只有在亞馬遜雨林中才有生長。雨林的毀壞威脅著樹木，而沒有這些樹木，便沒有花梨木精油了，所以把這種精油當作許多受威脅之生態系統以及大地之母本身的象徵，似乎是很適合的。當然，如果任何其他精油在有關治療這星球方面，對你具有特殊意義，你應該使用那種精油，因爲它將會比僅僅聽從我的建議，更能強化你的靜坐。

第一個靜坐與治療你家環境的靜坐十分相近，因爲實在，這星球便是你的家。

將盛著精油的精油燈，或你已放了一滴精油的水晶，或單單是一張放了一滴精油的手帕，置於你靜坐時能聞到的地方。就如做所有靜坐時一般，先靜靜地坐個一會兒，並且將注意力集中在你的靜坐上。現在讓星球的影像映現在你心靈之眼中，並且想像你可以將地球放在你的手心。依你的想像及性情來決定，在這麼做時，你可能會想把這星球看得非常的小，或感覺或看著你自己擴張到一個很大的尺寸，所以你便能持握住整個實際的星球。

帶著極大的愛，以及對地球這個奇蹟的尊敬，小心翼翼地在你雙手中不斷轉動這個地球。感覺它表面的不同結構，那起起伏伏堅硬的高山、柔軟的沙、柔和的森林，以及大草原。感覺赤道周圍的熱，以及兩極的寒冷。看看那構成這令人驚奇的球的許多不同顏色。看看那覆蓋它極大表面閃閃發光的水。對所有活在其上的不同類型生物感到驚異吧。

當你繼續轉動這地球時，去覺知它表皮上所顯露出來的損傷：看看乾旱的地方、被酸雨所毒化的樹、在縮小中的雨林、厚厚的污染之霧、受污染的海洋，以及被汽油所覆蓋的海濱。看著那些失去牠們的自然繁殖地的受苦的動物，那些挨餓的人。在這個靜坐的從頭到尾中，在每次納息時，將治療能量吸入，而在每次吐息時，將治療傳送到這個星球中每一個需要的地方。

在完成靜坐時，看著你自己以及地球回復到他們眞實的尺寸，並且謝謝這星球的存在。

第二個靜坐是一種樂觀主義、安定人心的靜坐，我們有時會需要用它來對抗有關毀滅與黑暗的訊息，以及那些告訴我們一切都太遲了的人。我們很容易變得沮喪，並且覺得，我們個人所能做的事，沒有任何能使這星球的最終命運有所不同，但是要記得「思想先於形式」，如我們所知的，我們愈持有關於地球可能會毀滅的想法，那樣的情形便愈會發生。相反地，一種認為我們的努力的確很重要的堅信，能激勵我們更努力地去嘗試。所以，在此有一個喜悅的靜坐。做這個靜坐時，使用諸如佛手柑或橙這樣能使人揚昇的精油。如果你有葡萄柚精油，那樣會更好，因為葡萄柚精油不但具有所有柑橘類精油所共有的揚昇屬性，還能使我們強烈地與蓋婭相連。

舒適地坐著，安靜地花幾分鐘時間，將注意力集中在你的呼吸上，品嘗你所選擇之精油的香味。現在想像你的椅子或墊子漸漸不見了，而你被一朵輕如羽毛的雲所支撐著。在你的雲上，你在世界上愈漂愈高，直到你可以看到整個地球在空間中旋轉。但這是一種十分特別的雲，不但載著你穿越空間，也載著你穿越時間，很快地，你正向下看著地球距今五十年、一百年、三百年後的情形。在這個時刻，你的雲將你向下載到更接近地球表面的地方，你可以更清楚地看到森林及平原、河川及海洋，你看到森林正茂盛地生長著，平原十分的青蔥，海與河閃閃發光，充滿著生命。這朵雲載著你向上，並再度向前邁進，進入一千年後的未來，然後你再次向地表移近，如此方得以看到在這星球上發生的一切。你看到青蔥、肥沃的地球，受污染的空氣所形成的濃濃煙霧已不復可見，工業及戰爭所施加在其上的深深疤痕已被治癒了，而新生命正在其上生長。你看不到任何衝突或受苦的跡象；人類正與其同類及這支撐著所有生命的星球，和平共處。

逐漸，你的雲將你經由時空運送回來。你再次覺知到自己正被你的椅子或墊子所支撐著。當你將你的意識帶回現在的時空時，將注意力集中在精油的香味，並且讓它提醒你你身處何方。在你張開眼睛前，將一個美麗、祥和的地球的影像放在你心中——一個再度變得完整，穩靜地穿越空間，遠遠轉向未來的地球。使這個影像一直成爲你所有星球治療工作的焦點。

第 *16* 章

個別精油的精微屬性

歐白芷 (Angelica)

Angelica archangelica

這種精油如它的名字所暗示的，能幫助使用者更向天界能量敞開。對某些人來說，這可能意謂著與天使間實際的相遇，天界靈視或來自天使的訊息，或在沒有看到或聽到任何事的情況下，一個人可能對一種仁慈的臨在，有著強烈的印象。對其他人來說，可能意謂著與他們的高我更加調和。這種植物在中古及文藝復興時代的植物誌中，常常被稱作大天使、天使藥草或聖靈之藥草。你可能會發現教科書中陳述著，這種植物之所以會被賦予這些名稱，乃因為它在身體層次那幾乎奇蹟式的治療力，特別是在那重覆地席捲歐洲的瘟疫流行時。這些治療屬性是十分眞實的，我們在精細及傳統芳香療法中，都可以利用它們。同樣地，我想那些中古的作家們不太可能不知道這種植物的靈性屬性。

這種精油最常由植物根部萃取出來(雖然也有一種精油是由種子中獲得的)，而就像所有根部精油一樣，本質上是非常具穩固力量的。如果這看起來似乎有些矛盾，細想看看靈視者、通靈者、及靈性追求者多麼需要穩固於他們的人身中，如果他們要在日常世界中運作的話。

活生生的歐白芷植物，動人地向我們講述了這種必要性。在地面下，它形成強壯而堅實的根，而在地面上，這整株植物似乎向天堂熱望著：有力的莖向上升騰到二公尺高處，頂上則是一大堆精緻的綴了綠色的白色小花，其外觀是如此的輕靈，以致於看起來幾乎是無實體的。

它的香味在瓶中顯得有些過強，而若是將其稀釋或小量的使用，則會覺得甜甜的，非常悅人。如果你眞的想與天界接觸或更接近你自己的天使本質，那麼就要謹愼地使用它。

安息香 (Benzoin)

Styrax benzoin

安息香是一種深棕色、黏稠的物質，氣味似香草。它與海底輪有非常直接的關係，並且對海底輪有強烈的充電效果。當你需要增加體力及精力時，使用安息香。同時，安息香在心理上有鎭定及安撫的功效，對於驅除怒氣，特別有效。如果我們認爲在體驗憤怒時，幾乎無法提供治療、無法靜坐甚或無法去做任何有靈性價值的事，安息香眞的是一種極有價值的輔助。

佛手柑 (Bergamot)

Citrus bergamia

綠色的佛手柑精油，暗示著其與心輪間的親近性，當心輪受到哀傷的影響時，這是一種格外有價值的精油。當體驗到哀傷時，許多人會將心輪關閉起來，這使得他們無法去給予或接受愛，而佛手柑那振奮、鎮定而喜悅的功效，能幫助治療並重新打開這中心，使其再一次回復喜悅。在心已開啓之處，佛手柑可以幫助個人將喜悅及治療散播給他人。

綠色是一種鎮定的顏色，而當任何脈輪出現了發熱、擾動、激動的狀況時，可以使用這種精油。

當與某種特定精油一起使用時，會使佛手柑的功用提昇。

警告：在接受太陽曝曬前，不要將未經稀釋的佛手柑精油用在皮膚上，因為佛手柑會增加皮膚對太陽那灼燒的光線的敏感度，並且可能會導致嚴重的灼傷。其效力會持續很長的一段時間，所以在出太陽的天氣中，只在不會暴露在陽光下的身體部位使用佛手柑，是比較明智的。不然的話，便把它限制用於精油燈、擴散器等等之中。

黑胡椒 (Black Pepper)

Piper nigra

黑胡椒精油即是精神的興奮劑，又是身體的充電劑。那些有做白日夢或在靜坐中打瞌睡傾向的人(我們所有人有時都會這樣)，可因使用黑胡椒精油而獲益。在坐下來靜坐前，或者，更進一步地，當任何需要警醒及集中時，簡單地將這種精油吸入一會兒。當我們的生活覺得被「卡住」時，黑胡椒也可以幫助我們「加速腳步」。它能幫助移除掉阻使能量無法在兩個脈輪間流動(特別是太陽神經叢與心輪間)的障礙物。

洋甘菊 (Camomile)

Anthemis nobilis, Matricaria chamomila 或 *Matricaria recutita*

所有的洋甘菊精油都共有同樣的鎮定及撫慰的屬性。這些屬性會在所有的層次運作——身體、情緒及精細層次。德國洋甘菊(Matricaria varieties)的深藍色指出其與喉輪的親近性，對喉輪來說，德國洋甘菊兼具強化與撫慰的功效。與藍色水晶諸如藍色電氣石一同使用時，功效更彰。

當有需要在不帶憤怒或挖苦時作溝通、將眞相表達出來時，可以使用它。

英國洋甘菊(Anthemis Nobilis)的顏色是一種更淺、更輕靈的藍色，也與喉輪有關，但是是與其最高的八度音階相關聯。這種精油能幫助個人表達出他們最高的靈性眞理，或許也能協助通靈。將它與藍寶石(例如，藍帶瑪瑙或Aqua Aura)一同使用。

藍色大體上來說是一種鎮定的顏色，而洋甘菊可以用來抵消任何脈輪中的攪動或過於活躍的情形。用它來治療任何在氣場中呈現出的高溫、紅色、憤怒等的地方。

胡蘿蔔種子油 (Carrotseed)

Daucus carota

能強化內視力，讓使用者能在懷疑或混亂的時刻，覺知到最高的眞理，幫助移除掉阻止能量自然流動(特別是在太陽神經叢及心輪間)的障礙物。

雪松 (Cedarwood)

Cedrus atlanticus

雪松在古老的無法追憶的文明中，諸如在埃及以及西藏，曾被當作焚香來使用。現在它在西藏醫學中仍活躍地被使用，並被西藏佛教徒及其他人士，用來輔助靜坐。人們認爲它能提昇靈性，並且能增強我們與神性間的連結；其木柴便被用來建造廟宇，以象徵此義。它也能幫助我們發展並維持一種對我們生命的平衡與控制感。

在身體層面的應用上，雪松是一種很有力的防腐劑及溶黏液劑(mucolytic，也就是它能使黏膜炎崩解)，而我們可以在其精細屬性中，看到類似狀況：幫助我們克服那確如身體上的黏膜炎會使我們的鼻子阻塞一樣，會阻塞我們心智的「心理上的黏膜炎」。

你可能會知道的被美洲印第安原住民用在齋戒儀式中(煙薰)的那種「雪松(Cedar)」，事實上可能是一種杜松。

警告：雪松精油在懷孕時不可使用。

快樂鼠尾草 (Clary Sage)

Salvia sclarea

快樂鼠尾草幫助使我們與夢境有更緊密的接觸，這能教導我們許多許多靈性課題。鼠尾草屬觀葉植物似乎能激發出栩栩如生的夢，或者是說，它能增進對夢的回憶。它可以在用在晚浴中，房中的精油燈中，或在枕頭上滴上一滴。在睡著之前，把注意力集中在任何需要澄清的問題或事件上，帶著一種想要經由做夢而得到幫助的有意識的渴望。在床邊放一本筆記本，以便在一醒來時，紀錄下任何的夢。也要仔細注意那些自發而來的夢，因爲它們可能會顯示出你在意識層次甚至尚未覺察到之處的一些問題。快樂鼠尾草的其中一個老名稱，便是「靈犀之眼(clear-eye)」。人們認爲它能強化視力，而這種芳草(而非精油)的種子，被用來將異物從眼中移除。在精細層次上，我們可以將快樂鼠尾草看作能增強內眼並幫助我們「看」得更清晰。在身體層次上，快樂鼠尾草是一種催情的精油，而這個面向有時會以性愛的夢彰顯出來。這些不應該激起罪惡感或任何其他的負面感覺，僅僅是在告訴我們，我們性慾的某個面向，需要澄清。

警告：不要在懷孕時使用快樂鼠尾草。如果你在幾個小時前喝了任何酒，或過一會兒可能會去喝酒，那麼便不要使用，因為酒與快樂鼠尾草的結合，會導致噩夢，而非啟示性的夢。

絲柏 (Cypress)

Cupressus sempervirens

絲柏精油對於生涯轉變、搬家這樣的過渡時期，或諸如改變一個人的信仰這樣重大的靈性上的決定，是有益的。在這樣的時期中，使用巴赫花藥中的梋桃木(Walnut)，也有顯著的功效。絲柏對喪親或結束親密關係這樣痛苦的過渡期，也能有所幫助。

拉丁文中的「sempervirens」其義爲「永生(ever-living)」，便在指涉這樹的常綠之葉，但是也被理解爲指涉來世，而古代羅馬人及埃及人都用這種樹來供奉死神及來世。幾千年來，絲柏樹一直被種植在墓地，也許是被當作永生的提醒物，而在死亡的時候，其精油可以以如香蜂草一般的方式，給予人安慰及力量。

欖香脂 (Elemi)

Canarium luzonicum

欖香脂是由一種與乳香很相近的樹的樹脂中所蒸餾出來的，並與乳香共有許多相同的特質。其香味也十分相似。在古代曾被遍及阿拉伯世界及突厥世界的人使用。它的名稱在阿拉伯語中，意味著「上下如一」(Above and below)，即「上者爲何，下者亦如是」(As Above, so Below)的省略。這種精油有一種使事物統一的效果，能幫助我們保持較高與較低脈輪間的平衡，與岩蘭草之方式有些相似。它也能幫助我們保持我們靈性修持與世俗責任間的平衡。

欖香脂那平衡與統一的屬性，在團體靜坐中格外有價值，因爲在團體靜坐中，欖香脂能非常快地幫助使所有參加者的能量彼此調和。

欖香脂會帶來一種結合了豁然開朗的深沈祥和感，它格外有益於一段靜坐開始時，並不總是那麼容易甩開外在罣礙的時刻。它有益於所有形式的冥想，但是似乎格外能增益觀想。有些人發現，欖香脂使它們對神秘經驗更爲開放。在此點上，則與花梨木的活動有某種程度的相似。在靜坐結束時，它對於使靜坐者很快地回復到現實中(即使在非常深沈或非常長的靜坐後)，價值厥偉。

當與某些水晶一同用在脈輪平衡上時，欖香脂也許有時會將我們深藏著的一些情緒給掀上來。

尤加利 (Eucalyptus)

Eucalyptus globulus

在身體層面上，尤加利精油是一種極棒的防腐劑與潔淨劑，我們可以在病房中燃燒或蒸餾它，以潔淨空氣，加速復原，並在傳染病流行期間使用它，以幫助預防傳染。

在精細層次上，也以同樣的方式來使用它，用它來潔淨任何曾發生過諸如吵架、爭論甚或肢體打鬥這類衝突的地方，或任何感覺到負面能量的地方。

茴香 (Fennel)

Foeniculum vulgare

中古時代的植物學者將茴香描述爲防避女巫及邪靈的事物。如果你在任何時候覺得受到心靈打擊的威脅，你也許可以試著燃燒或擴散茴香精油，或在太陽神經叢的地方，擦一點點茴香精油。另一種選擇是，在你的雙手上擦個一兩滴精油，並在距你身體表面一點點距離的地方順一順氣場，使其從你氣場中消除掉。

乳香 (Frankincense)

Boswelia carteri

這種精油與最高的靈性渴望有關。東方三博士將其供奉給聖嬰基督，以表認出祂的神性，並且幫助我們每一個人與我們自己的那個永恆而神聖的部分相連。

乳香樹脂是最古老的香料之一，已被使用三千年之久，也是最廣被使用的其中一種。由於固體物質的不存在，這種精油的活動既更具威力，又更爲精細。不像許多用於精微芳香療法中的精油，我們的確會利用到乳香的至少某些身體層面的屬性，特別是用其來輔助靜坐時。乳香有一種使呼吸加深、變緩的能力，而這能幫助將身體與心智帶到一種靜思的狀態。這在所有形式的冥思中都是有用的——而非只是對呼吸的覺知。

乳香能幫助打斷與過去的牽累，特別是那些阻礙個人成長的。在沐浴時，有意識地帶著一種想「洗刷掉」任何覺得是障礙的陳舊束縛之意圖，來使用它，或者用在燃燒器中，也許與菲力斯・克里斯多(Phyllis Krystal)在《切斷束縛》中所建議的那種觀想結合並用。

義大利永久花 (Helichrysum)

Helichrysum italicum

這些與雛菊或小菊花相似的花，通常是製成乾燥花來賣的。因爲這個緣故，這種精油有時會以法文名稱「不凋花(Immortelle)」來賣出，這種，而在美國，你會發現人們會將其描述爲「永存的」。我比較喜歡忠於其拉丁名稱，以避免混淆。

這種精油有一種甜甜的、如蜂蜜般的香味，並潛含著些許苦澀。它有著非常強烈的香味，當其從瓶中被吸聞時，會是非常撲鼻的，所以格外重要的是，在使用這種精油時，只要用最小的量。

它的效用是活化右半腦(直覺性的)。這對所有靜坐、觀想、療法、個人成長工作，以及創造性藝術——音樂、繪畫、詩歌——來說，都有極大的價值。

人們認爲，義大利永久花能誘發人的慈悲感。我較喜歡如是想：它使我們接觸我們自己那慈悲感能自由流動的部分。這種精油能與玫瑰美好的混合(每一滴義大利永久花至少要配兩滴玫瑰)，成為一種能使頭與心統一的混合精油。

牛膝草 (Hyssop)

Hyssopus officinalis

牛膝草被當作清潔用的芳草，已有很長的歷史了。它被希伯來人及埃及人用來清掃他們的廟宇，而在聖經中被提到好幾次。你可能會用它來潔淨任何你計畫要去靜坐、給予治療等的區域；雖然這種精油有一大堆需要留意的警告事項，你可能寧願用其他精油來取代。

警告：不要在懷孕或患有高血壓或癲癇的情況下——或任何可能會來到你使用這種精油之區域的人，有這些狀況時——使用牛膝草。

木香 (Inula)

Inula helenium

相對來說，這種精油在舊式芳香療法中，較少被用到，它比其他許多種精油被引介到精油藥目中的時間，要晚得多了。它那美麗的綠色直接便說明了它與心輪間的親近性。它能激勵、幫助那些「懦弱」的人，以及那些覺得難以體驗或表達愛的人。對那些害怕去運用他們的技巧或天賦，或去允許他們內我之美向外發光的人來說，是一種很重要的精油。這種精油可以用吸聞的，可以在按摩或沐浴時使用，或直接塗在心輪上。

茉莉 (Jasmine)

Jasminium officinalis 及 *Jasminium grandiflorum*

茉莉比任何其他精油，更能向我們顯示出表面對立之事物間的統一。雖然數千年來，茉莉以其爲效力極強的催情劑而聞名，但它在輔助靈性進展上，也是同樣有效的。當斯考特・科寧漢(Scott Cunningham)寫下「當配合適當的觀想來使用茉莉時，能提昇我們的靈性覺知」時，他突顯出我在這整本書中一直在強調的：使用者的意念或意圖，是與精油的精細能量調和的主因。他將茉莉歸類爲一種陰油，而羅勃特・提色倫(Rober Tisserand)則稱其爲陽油——茉莉那顯然矛盾之本質的另一種顯現。

我自己結論是（基於直覺、靜坐及占測所得來的），它兩者都不是——或兩者皆是。茉莉能使我們將陽性能量所代表的力量及如火般的動力，與和陰性能量有關的柔軟的似土的性質，給合併在一起。如常，思量活生生的植物，能使我們有這樣的了解。那精緻而小巧玲瓏的花，開在一株非常強健而茁壯的植物上。那乳白色的花會產出一種深棕色，而氣味深刻的精油——無疑地是一種強烈的低音。但是也許最具啓示性的事實是，茉莉與任何我所知到的其他植物不同，它是由兩位神祇一同照應的——一位男性的，一位女性的。

這也許便能暗示出它在精細芳香療法中的重要應用——使性這件事靈性化。在茉莉的幫助下，我們能了解到，在肉體之愛與神聖之愛間，並無分裂。玫瑰及橙花揭露出有著細微差別的同樣訊息——而很有趣地是，細想看看，這三種在傳統芳香療法中也常被一起圈出來使用——但是在這三種之中，茉莉的訊息是最強而有力的。以馬叟・拉維博爾的話來說，「它有一種能超越肉體之愛的力量」。

人們認爲茉莉能開發人的藝術感。對某些人來說，這點可能與他們自己的創造力相關，而對另外一些人來說，茉莉則能使他們更易去感應視覺上的美、音樂等。

和玫瑰一樣，這是一種天使們所喜歡的香味。如果在你知道並沒有人在附近的情況下，聞到了茉莉的芳香，幾乎確定地是一位天使經過了你身旁。相反地，如果你想要將天人們吸引到你這兒來，用一滴茉莉，再加上適合的肯定語句或觀想。

警告：在懷孕時，不得使用這種精油，一直要到快分娩時方可使用，因為它能增強子宮的收縮。

杜松 (Juniper)

Juniperus communis

杜松精油在諸如巴比倫、埃及、西藏及美洲原住民文明中，被用來當作儀禮所使用的焚香，已有幾千年之久。

它兼是身體及精細體的潔淨者及解毒者。它特別有助於清除掉積累成堆的負面能量，特別當這負面能量是經由與一個人自身不調合的的人接觸而造成的。這可適用於下述這些體驗：在搭乘大衆運輸工具時、在擁擠的地方、與一大群不一定認識的人接觸，或與某些特定的人接觸，特別是曾被別人以憤怒、不快樂或惡意相待的人，或不得已地與那些能量狀態、行爲或生活方式與其自身靈性路向相抵觸的人接觸。

在理想上，杜松可以被用作淨身浴，而在這種情形中，水本身的潔淨效力，會如杜松的潔淨效力一樣被引發出來。然而，常常，在一個人得以去作身體上的沐浴前，可能會有先作一些潔淨工作的需要。在這樣的情況中，可以很簡單地將一兩滴，但不要再多了的杜松精油，灑在雙手上，並且輕輕地將它們捶打在身體表面，以及/或氣場中或內。很重要的是，在做的時候，手掌的每一次掃擊，都要下掃到地下，觸及地面，並把負面能量由需要被清潔的人身上給掃走。如果找不到其他人爲你做，自己用這種方法來做也是可行的。就把杜松塗在雙手上，並且將其盡量地捶擊在你所能觸摸到的身體部位上，用雙手在氣場內、距身體有一些距離之處移動著。

杜松也可以用來潔淨存有任何惡性能量的房間及建築物。在搬新家，或某件不愉悅的事件在你家中發生時，它格外有助益。當在一個並不總是用作治療或靜坐這些用途的建築物中施行治療或靜坐時，它也會有幫助。簡單地將精油放在一個精油燈或擴散器中，並且讓這香氣充塞整個你想要清潔的區域。

美洲原住民會在淨化儀式中將乾樹枝形式的杜松(Juniperis virginiana)與其他芳草一同燃燒，雖然會有混淆的情況發生，因爲特定的這種杜松，通常在美洲被稱爲雪松。

有時候，人們對於他們自己的生命，覺得有一種不潔淨的感覺。這可能是由於他們對過去，甚至前世行爲的懊悔。我們能使用杜松，來幫助將這些不潔淨的感覺由氣場中最精細的層面中清除掉。在這一點上，杜松的效用與巴赫花藥中的野生酸蘋果樹相類似，而有些人可以因兩者並用，而得到助益。

警告：不要在懷孕早期時使用。

薰衣草 (Lavender)

Lavandula officinalis 或 *Lavandula vera*

在傳統芳香療法中，薰衣草以其爲用途最多的精油而聞名。它具有鎮靜、殺菌、止痛、抗抑鬱、鎮定以及其他多種功用，但最重要的是具有平衡的效果。

如常，在身體層次及物質層次上，有著許多可比擬之處，當用於能量層次時，薰衣草也能具有鎮定、清潔及平衡的功效。其平衡的作用，尤其可以從與脈輪系統間的關係中看出，因爲薰衣草能幫助使較高及較低的中心彼此調和。就像岩蘭草一樣，薰衣草那鎮定及充電的作用，有益於所有脈輪。據菲力普・馬赫布洛(Philipe Maihebiau)的說法，薰衣草與太陽神經叢有很強烈的親近性——再次地，與岩蘭草相同。(事實上，這兩種精油能驚人地融合得很好。試著兩者並用，來提昇其效用。)對太陽神經叢的活動，能幫助鎮定激烈的情緒。

然而，與薰衣草有最強烈的親近性的，則是頂輪或千瓣蓮花，在那兒，薰衣草那擴展性、治癒性的本質，能極致地表達出來。

薰衣草那鎮定、放鬆的效果，能幫助我們契入更深的靜坐狀態，而那些通靈的人也會發現，在其處於出神狀態中時，這種精油能使他們契入更深的出神狀態。這並不意謂著每一位使用薰衣草的人，不管願不願意，都可能會進入出神狀態中。出神通靈是非常少人能擁有的天賦。再次地，這種精油只會依使用者的意圖而起作用。

薰衣草另一種平衡/調和的作用，是在幫助使我們的靈性整合到日常生活中。使用薰衣草，可以幫助我們了解，我們最卑微的行動都是神聖的。

有幾種精油，能以燃燒或薰蒸方式，來潔淨有負面能量的房間或房屋，薰衣草便是其中之一。

桔 (Mandarin)

Citrus reticulate

桔具有許多柑橘屬精油所具有的特質，在身體層面及精細層面皆然，但卻是以一種更精煉、精緻的形式呈現的。它那精細的香味傳送著一種快樂訊息，特別是傳送給孩童以及我們每一個人內在的小孩。它能幫助我們與那內在小孩接觸。在其最高的振動中，橙能使基督之子(christchild)的能量具現出來。

馬鬱蘭 (Marjoram)

Origanum marjorana

馬鬱蘭與獨身有關，對於任何過獨身生活的人，無論是自己選擇的，諸如：神職人員，或許多不同宗教的僧侶，或因環境所迫，諸如：喪偶或暫時與一位伴侶分離，都有極大的助益。某些平常性生活十分活躍的人，在某些特定時期，諸如參加避靜活動或接受靈性上師的教誨時，也會選擇保持獨身。

馬鬱蘭精油能減低性欲：這是這種精油特殊的身體功效，特別如果用在晚浴中時。在情緒層面，馬鬱蘭具有一種安慰及使人感到溫暖的效果，能緩和孤獨及哀傷的感覺。這在一位心愛的伴侶死去時，格外有用。

警告：除非許諾要終生獨身，不然不要長期使用馬鬱蘭，因為它最終有可能會抑制正常反應。長期使用也會使情緒變鈍。這種精油不應在懷孕時使用。

香蜂草 (Melissa)

滇荊芥屬 *(Melissa officinalis)*

來自親近的園栽檸檬香脂(Lemon Balm)的香蜂草精油，因其在死亡之時的價值，在精微芳香療法中占有非常特殊的地位。長久以來，它一直以其將安慰帶給喪親者的能力而聞名，特別是在一位親愛的人在諸如意外事故這樣的事件中突然死去，其中不但有哀傷，還有驚嚇的成分時。我也發現，香蜂草對那些知道他們將要死去的人以及他們的親戚朋友而言，是一種很大的幫助與安慰。它那香甜、新鮮的香味，似乎能驅除恐懼及懊悔，並在死亡來臨時，帶來接納及了解。用在瀕死之人房間中的精油燈及擴散器中，這種精油能創造出一種靈性上的統一感，使得人們較容易接受即將來臨的身體層面的分離。

香蜂草與太陽神經叢及心輪都具有親近性(它的瑞典名稱意味著「心的喜悅」)，能幫助使我們的意志與神聖意志達成一致，並使我們的對愛的感覺，從個人及私人層面，擴展到對無條件的愛的全然接納。

香蜂草能幫助我們憶起前世。對某些人來說，它有助於前世回溯，而對其他人來說，它能逐漸灌輸或增強他們對自己以前曾經活過的了解，即使他們無法將那種相信用言語表達出來。也許這是其在死亡將近之時之價值的一部分：藉著提醒我們以前曾經活過，它也給予我們一種擔保，就是我們能夠再度活著。這種植物的本質便象徵了這點。它幾乎無法被毀殺掉：即使被切割到地面之低處，它都能夠再生，並且迅速地創造出一大叢新生(的草葉)來。

前面所指出的的靈性一統的感覺，也使香蜂草有益於團體靜坐，特別是當團體能量需要被導向一個共同目的時。

特別注意：真正的香蜂草精油是很昂貴的，而其他有著相似氣味的精油，諸如檸檬香茅及檸香過藤，常被用來取代它。這些精油有其自己的屬性，這些屬性都是非常有效的，但是與香蜂草精油的屬性並不相同，所以很重要的是要由信譽良好，保證其提供的是你正在找尋的那種精油的供應商那兒購買。如果它不像玫瑰或茉莉那麼貴，則一定不是香蜂草。

艾蒿 (Mugwort)

Artemisia vulgaris

艾蒿(Artemisia)家族中的許多種，都被美洲原住民單獨或與其他芳草一同用在淨化儀式中，來淨化場所及人群。乾的艾蒿通常會被綁成一梱，被稱做「煙薰棒」，人們會將其燃燒生煙，而這種儀式就叫做煙薰。也許會發生混淆的狀況，因爲幾種不同的艾蒿在美洲被稱爲鼠尾草或野生鼠尾草，雖然它們在植物學上分屬完全不同的科。(這也說明了在購買精油時，使用拉丁文名稱爲何如此重要了。)

在中古及文藝復興時代的歐洲，艾蒿會被懸垂在房中，以保護居住者不會受到邪惡之侵害。

警告：雖然乾的芳草能安全地以上述方法來用，但艾蒿精油卻是一種很危險的精油，在懷孕時絕對不可使用。

沒藥 (Myrrh)

Commiphora myrrha

沒藥是它的近親乳香之外，最有名的焚香之一，它已知的利用，至少可以追溯到四千年前。貫穿整個古代世界，這兩種都因其能治病的屬性以及其宗教含義，而被高度地珍視。人們認爲沒藥能提昇並增強靈性。

用其來輔助靜坐，並且在進行任何治療之前使用它，利用精油燈或直接吸入都可以。

沒藥是的顏色是深紅棕色的，對身體有暖和及刺激的效果，需要時，可以用來加強海底輪。沒藥對那些在情緒上或靈性上覺得被「卡住」，而想要在生命中前進的人來說，格外有價值。

警告：懷孕時不要使用。

橙花 (Neroli)

Citrus aurantium bigarada

取自橙樹之花的橙花藥油與純淨有關，也許乃因爲其純淨的白花所象徵的意義。在橙樹所產出的三種精油中，源自花朵部分的精油，與靈性生活有最密切的關聯。當我們大部分沈浸於世俗罣礙中時，吸入苦甜香味的橙花藥油，可以使我們與我們的高我相接觸。也許這即是爲何它對身體及心智都具有非常深的鎮靜及消除壓力的功效了。

在淨身浴中使用橙花藥油來達到淨化功效，或將其用於精油燈中，來淨化將要進行靜坐或治療的地方，或由衛生紙上吸聞它，來達到鎮定之效，或與高我重新連結。

橙花與第八脈輪有著親近性，並且有助於所有的靈性工作。有些人也認爲，它能提昇創造力，特別是與音樂及寫作有關的。

橙花作爲催情劑的名聲，可能不會如它乍看之下那麼地矛盾。以橙花花圈爲新娘加冠的古代習俗，也有象徵童貞的效果，並能減低一位年輕的新娘子對新婚之夜可能會有的焦慮。橙花幫助我們與我們高我連結的能力，有使性關係神聖化的效用，使身體及靈魂達成合一。爲了這個目的，伴侶兩方都應將一滴橙花藥油溶解在 5 公撮的扁桃仁精油中，然後塗抹在身體上，或是滴一滴在衛生紙上吸聞，同時觀想與他們高我的合一。另外一種選擇是，各自加入三滴橙花藥油來作淨身浴，並作同樣的觀想。

橙 (Oranga)

柑橘屬 *(Citrus aurantium)*

取自果實外皮的橙，連同橙花(由橙樹之花中萃取的)及苦橙葉(Petigrain，取自葉子)，組成了源自橙樹的精油三人組。這種樹顯現出多麼慷慨的精神：沒有任何其他植物，能提供我們三種不同的精油。與其他兩種相較，這種精油的特性及活動相對地較爲單純，而很有趣地是去注意到，在技術上，它並不是一種精油，而是一種精華，因爲它是藉由單純的施壓的方式，由柳橙皮中萃取出來的，而毋須複雜的蒸餾或脂吸手續。

它的單純性乃是其優點——在一點也不需要複雜的情況下，爲何要創造出複雜來呢?

正如同果實能滋養身體，這種精油能以喜悅的感覺來滋養靈魂。在你覺得喜悅時使用這種精油，並且體驗它與你自己的快樂間的親近性。當你覺得憂傷時，也去使用它，並讓它來滋養你。用它來爲任何你知道需要振作起來的人重新充電，並且在任何你覺得需要注入更愉悅的氣氛的房間或房子中燃燒或蒸餾它。

玫瑰草 (Palmarosa)

Cymbopogon martinii

人們認爲玫瑰草那清潔的、如花般的香味，能輔助靜坐，所以在提供治療之處使用它是很適當的。在進行一節治療之前，在房中利用精油燈或擴散器來使用這種精油。作隔空治療時，滴一滴玫瑰草在衛生紙上，觀想那位要被治療的人，或者當一群人聚在一起要給予隔空治療時，在聚合時，在精油燈中用一些玫瑰草。如果你也使用水晶，你也許可以在進行治療時，滴一滴玫瑰草精油在水晶上，將其置於治療室中。

廣藿香 (Patchouli)

Pogostemon patchouli

廣藿香精油是深棕色的，有時候帶有紅色色調，它具有非常濃的土質的氣味。在香料製造上的術語中，它被認爲是低音，而在精細層次上依然適用。這種精油與海底輪有關，會對海底輪發揮一種強化與穩固的功效。它也會影響第二脈輪，被許多專家認爲是催情劑。第二脈輪也與身體的液原素有關，而廣藿香能幫助減少身體中的液體含量。

廣藿香對於「作夢者」及那些傾向忽略肉身或覺得與其分離的人，特別有用。這是許多走上靈性道路的人可能會陷入的小陷阱，他們也許會過度重視心理上/心靈上的經驗，而損害了其身體健康。廣藿香能幫助穩固及整合能量，並使我們與我們的肉體自我保持聯繫。

使用這種精油時，同樣也只能用最微小的量。有些人覺得它的氣味十分難聞，而這樣會抵消其本有的任何有益的效果。用於微小比例的混合中，會更爲有效。

薄荷 (Peppermint)

Mentha piperata

薄荷會對我執起作用，能驅除驕傲。它同樣地也能幫助我們克服自卑感——這並不足爲奇，因爲過度的驕傲通常會僞裝成自卑情結。它與清潔有關，對想要過道德生活的人們有所幫助。

苦橙葉 (Petitgrain)

Citrus aurantium(leaves)

苦橙葉精油取自橙樹的樹葉，因此與橙花藥油有關。這兩種精油的氣味有些相似，而苦橙葉精油的氣味更刺鼻。然而，橙花藥油能喚起心智最高的心靈或靈性層次，而苦橙葉則多與意識心及智性心有關。

當你需要腦子清醒時，吸入這種精油。

松樹 (Pine)

Pinus sylvestris

松樹精油具有清潔及振奮精神的功用，能引發活力及安康的感覺，這在精細層面正如在身體層面一樣的適用。它能加速身體的治療，然而這種精油比較適用於病人實際在場時，而非隔空治療——可以選擇其他精油來進行隔空治療。松樹很適合用於沐浴中，而尤其適合用在精油燈及擴散器中。用它來清淨你的治療或靜坐空間，特別在你無法騰出一個房間僅用在這些用途上，有時會作其他使用時。當你待在擁擠的地方、大衆運輸工具之後，有時可以用松樹來洗浴，以代替杜松。

玫瑰 (Rose)

Rosa centifolia, Rosa damascena, Rosa officinalis

玫瑰尤其是代表愛的花，人類愛及神聖愛皆是。對古代希臘人來說，玫瑰是代表愛芙羅黛蒂(Aphrodite)——一位司掌愛、美、藝術以及所有類型創造力的女神——的花。愛芙羅黛蒂現在較以她羅馬的名稱維納斯(Venus)而為人所知，而常被認作是感官的人格化，而如果你熟知占星術，你將會知道，金星(Venus)是與對所有形式對美(藝術也包括在內)的愛相連結的。

對早期基督教神秘主義者而言，玫瑰是代表聖母瑪莉亞的花。它仍然有愛的意涵，但在這事件的背景中，象徵神聖之愛以及瑪莉與聖靈間的合一。玫瑰的這兩種象徵用法，在繪畫中經常出現。由不知名的中古上師到委拉斯蓋茲(Velasquez)的藝術家們都顯示出，聖母瑪莉亞是戴著玫瑰花冠的。文藝復興時期最信奉神秘主義的藝術家波提且利(Botticelli)，在他的「維納斯的誕生」(Birth of Venus)一圖中，便描繪這位女神由海中升起，被玫瑰花雨所包圍著，而在別處則畫著聖母瑪莉亞及聖嬰置身於於充滿著玫瑰的花園中。在這種花中，聖母瑪莉亞及妓女的原型被合一了，並且告訴我們許多有關玫瑰的精細能量的事。

玫瑰是心輪的超級精油，愛的中心——無論是對個人的愛或是宇宙之愛。玫瑰花由花蕾綻放成花朵，象徵著愛在心中的綻放。它將治療帶入心輪中，並且在哀傷使心輪關閉起來時，幫助它再度開啓，而在這個脈輪己開啓之處，玫瑰能增強它的能量，使愛的能量能向外散播。它也能加深對某位神祇虔誠之愛的表達。

玫瑰也與生殖輪——創造、性及懷孕的中心——有相同的親近性。它是一種溫和的催情劑，能促進所有形式之藝術的表達，但最重要的是，藉著在其之內使人類及神聖面向的愛統一，玫瑰能幫助使性關係靈性化。玫瑰最高的振動與頂輪——亦即內在上師之座——產生共振。

最後，你知道玫瑰的香味是天使最喜歡的嗎？如果你想促使天使來到你的地盤，如果可以的話，在那兒放一碗新鮮的玫瑰，並且膽出一滴你珍貴的玫瑰純精油來取悅天使們；如果你聞到玫瑰那高雅的香味，但卻確定附近並沒有花朵或精油時，你將會知道，是一位天使經過了那兒。

迷迭香 (Rosemary)

Rosmarinus officinalis

迷迭香精油是一種心靈保護者，若用它來作為早晨尚未接觸到所有外在影響（包括那些我們可能覺察到而可能會恐懼的，以及那些我們未留意到並在日常生活中可能會碰上的事）前，第一件使用的事物，則格外有益。迷迭香特別適合用於早晨，因爲在身體層次，它是一種興奮劑，若在一日較晚的時候使用迷迭香，可能會導致失眠。

在房屋中及其他地方，也可以用這種精油來達到保護之功效。將其用在精油燈或蒸發器中。這是人們在中古歐洲用來將邪靈由地方或人身上驅逐掉的植物之一。人們會燃燒這種芳草的乾枝，而你也許可以用這種方式來使用它，以替代精油。

關於脈輪，迷迭香與眉心輪特別有關。在身體層面的芳香療法中，它被當作爲一種用於頭部的精油，換句話說，一種能刺激腦部及心理活動的精油。在精細層面，迷迭香是與清晰的思想及具有遠見這樣的特質有關，能對需要清晰之處有所助益。在最精細的精次中，它能幫助開發千里眼。

警告：患癲癇或高血壓的人，不得使用這種精油。它也不應該用在一天中較晚的時候，因為這樣會導致失眠。懷孕時不要使用。

花梨木 (Rosewood)

Aniba roseodora

花梨木精油與頂輪特別有關，而在適當的環境中，對頂輪會有開啓的作用。很重要的是要注意，這只有那個有關的人已準備好讓它發生時，才會發生。這種精油的活動，看起來也似乎非常仰賴那些使用者的意圖。當它被不經意地使用，或用來達到身體層面效果時，花梨木似乎不會影響使用者的頂輪。

這是一種用在靜坐或治療或任何靈性工作的準備上，格外有價值的精油。它也具有一種全面鎮定的效果，但是不會導致任何睏意；再度地，這種功能對於靜坐十分有益。花梨木也是一種精細但卻眞實的催情劑。

花梨木精油蒸餾自一種亞馬遜雨林區土產的樹，而大多數現在可以取得的精油，則來自接近巴西沿海的永續殖林地。詢問你所買的任何精油的來源，並且只有在眞正需要時才去用它。在靜坐中使用花梨木，來治療森林以及我們整個美麗的星球。

注意：Ho-wood 精油並非花梨木精油的替代品，而且很可能是有危險的。

鼠尾草 (Sage)

Salvia officinalis

鼠尾草這種芳草，一直被認爲能增進智慧。這個觀念到底是源於鼠尾草(Sage)這個字——有智慧的人——還是這芳草之所以會被如此命名，乃是因爲它已被認爲具有這些屬性，我們無法知悉。其拉丁名稱 Salvia，意指拯救(Salvation)，然而這可能是指由身體病恙中拯救出來。你也許可以將鼠尾草與靜坐或觀想一同使用，來開發智慧。

檀香 (Sandalwood)

Santalum album

檀香被用來作焚香及靜坐之輔助品，已有幾千年之久了，其用途乃源於出產此樹的印度，它獨特的價值是，它能使那常常使靜坐者分心的雜念安靜下來。藉著使意識心安靜下來，能使心智向更深的靜坐狀態邁進。這在爲任何治療工作作準備及在進行自我治療時，也是很有價值的。當意識心可以暫時被放在一旁時，觀想也會比較容易。

其氣味是深沈而持久的，而其精油的濃度則是非常濃重的。這些屬性暗示了與海底輪間的親近性，這樣的親近性的確存在，但是這種精油也會在頂輪的層次發生效用，促進靈性進展。檀香與心輪及喉輪有所連結，而這種精油那非常突出的的催情屬性，則表明了在生殖輪層次的活動。檀香會以如此多的不同方式，來影響脈輪能量，因爲它是一種很複雜的精油，在精細層面有許多不同效用。它最大的優點之一，在於能使海底輪與頂輪連結。

穗甘松 (Spikenard)

Nardostachys jatamansi

穗甘松(也被稱爲 Nard)能增強對神祇或靈性導師的虔誠感。它能使寬大的精神具體化。這兩種情緒連同抹大拉的瑪莉亞(Mary Magadle)知道耶穌即將死亡所帶給她的痛苦，使得她用甘松來爲耶穌塗油。對於那些爲第三世界慈善團體或救助機構工作的人及因天災人禍而體驗到深沈的內在傷痛的人，這是一種格外能予以撫慰的精油。

百里香 (Thyme)

Thymus vulgaris

百里香精油在各個存在層次——身體、心理、情緒等——都具有增強及充電的效用。然而，根據史考特・克寧漢(Scott Cunningham)的說法，百里香具有能使心靈歇息下來，而支持意識心及智性心的功用。將這點牢記在心，也許會是有幫助的，並且只有在需要有意識的思考時，才使用百里香，因爲它會妨礙靈性直覺或心靈上的努力。百里香這種特有的效用，可以幫助那些愛幻想、與世俗分離、或沈浸在其靈性生活中，而損傷到他們世俗每日職責之履行的人，也可以幫助任何在長避靜或接受靈性上師一段時間的教誨之後，而返回到工作崗位上的人。在這樣的時期，很難倏然轉換回日常作息。在晨浴中放幾滴百里香，或滴一滴在衛生紙上吸聞，都會有幫助。

警告：百里香是一種十分具侵略性的精油。懷孕的女人及其他類易受傷害的人，都不應該用它，而在浴中放幾滴百里香精油，真的意味著只放少許幾滴，除非你可以獲取有著柔和的化學形式的百里香，諸如Thymus vulgaris CT

Linalol。

岩蘭草 (Vetivert)

Vetiveria zizanoides

岩蘭草是由芳草植物的草根所萃取出來的，是一種有黏黏的質地的深棕色精油。所有這些面向都非常正確地暗示，它是一種極寶貴的具有使人穩固及踏實功效的媒介。岩蘭草對於任何需要與土地有更密切的接觸，以穩固他們的能量並使其歸於中心的人，非常有用。爲達這個目的，這種精油可以以本書中所描述的任何方式來使用。它與脈輪系統也有非常特別的關係，整體上與特定上皆然。在整體的層次，岩蘭草對脈輪系統具有平衡功用，能使所有主要脈輪的能量調和，並與其他脈輪彼此間達成平衡與一致。更特定地，它與海底輪有關，因爲它的顏色、質地、香氣及來源，都是歸於海底輪的。岩蘭草對海底輪具有鎮定及穩固的功效，與能提振人的精神的精油恰好相反。然而，岩蘭草與脈輪系統有關的最重要的用途，則是對太陽神經叢的作用，它扮演著對過分敏感的保護之角色。

這種精油應用在太陽神經叢上，能防止一個人將太多其他人的「垃圾」吸收進來，成爲一個「精神上的海綿」。我們可以藉著在身體層面上將岩蘭草塗在太陽神經叢的部位，而達到這樣的防護；將一單滴岩蘭草置於指尖，並且輕柔地以逆時鐘方向，將其塗敷在太陽神經叢上。或它也可以以同樣方式，但卻是在距身體一些距離之處，作逆時鐘的塗敷——使用的方式全然依使用者的喜好而定。如果他們覺得身體上的塗敷比較能使他們安心，那麼這樣就是最理想的方式。如果使用者對精細能量十分敏感，而想在氣場內使用岩蘭草，那麼這樣也是很好的。

岩蘭草那平衡的功用在團體靜坐時(用於精油燈或擴散器中)十分有價值，因為它不但能調整個人能量，並且能用來平衡所有參加團體靜坐者的能量，使這些能量協調一致。它那使人穩固及踏實的特質，在此也是很重要的，因為它是靜坐結束後，靜坐者要回到物質世界的生活上及他們每日活動中，所必不可少的。

有些人覺得岩蘭草那濃郁而土質的氣味，是一種催情劑。它那使人平衡的本質，提醒我們，所謂的整全，乃包括了我們身體及靈性的自我。

依蘭 (Ylang Ylang)

Cananga odorata

這種非常甜的精油，能幫助我們創造出一種祥和感，並能驅除那會阻礙靜坐、治療及所有靈性活動的憤怒。然而，依蘭也是一種十分具催眠效果的精油，所以不建議在快要靜坐前去使用它。有些人會覺得它甜得太過度而使人生厭，所以通常最好將其與佛手柑或香蜂草混合在一起使用，如此不但能改進及香味，也能提昇其安撫的力量。

第 17 章

精油之外

當我們使用精油時，無論是在身體層面的芳香療法，或是更精細的方式中，很容易會忘記它們乃是源於活生生的植物，但是如果我們想將植物的治療力及精細能量領會、體驗到極致，很重要地，是要看到超越小棕瓶之外的事物。

不要忘記了這些有著令人驚奇之多樣性的活生生的植物，使我們有幸得到這些寶貴的精油。精油是一株植物所有特質的總結，它是那種植物的代表物，但是它卻無法完全取代當那種植物是健全而持續在生長時的那種力與美。這就好似我們在萃取集結植物的香水時，我們犧牲掉了它視覺上的美，而在這麼做時，我們喪失掉一些在深刻的直覺層次上了解那種植物及其能量的方法。所以盡可能地常常接近活生生的植物，對我們的判斷力及敏感度是有幫助的。

當你在細想生長中的植物時，這兒有一些事是你可以自問的：

它的顏色告訴我什麼？它是否是柔軟而纖細的，或充滿生氣而鮮明的？看著它的葉子、莖、花朵甚或果實，並在心中記住，會生產出精油的是那一個部分。而這暗示了這植物有什樣的能量狀態，而其治療的部位爲何呢?

這植物的花朵是什麼形狀的？是單純或複雜的？外觀上是開放而擴展性的，或隱隱藏藏的，其形狀包含了某些奧秘？葉子是什麼形狀的？是單純或複雜的？與花朵間有著怎麼樣的關聯？會襯托出花朵或隱藏住花朵？花與葉的形狀是相似或互補的？看著這些形狀，我可以得知些什麼？

它生長習性爲何？它是高而直的，或緊抱著土地？它的外觀是纖細脆弱的，或強壯而粗硬的？它是尖的或圓的，四散或緊密的？而關於它的能量，這些面向又能告訴我些什麼？

它的質地爲何？是精糙的、平滑的、毛茸茸的、多刺的或皮質的？看著它的莖與葉——它們的質地是相似或不同的？由這植物的質地，我可以得知些什麼？

最重要的是，每回你使用一種精油時，要試著在你心中記掛著這種植物或花朵的清晰圖樣。當你給予治療時，鼓勵接受者也塑造出那種植物的心像。以那種植物的圖片——照片、繪畫、植物圖形——包圍著你，並且常常看著它們。每當可行時，便去看看那種活生生的植物本身。

在利用植物來從事治療、靜坐等時，去觀想那種植物，會爲你所能利用的能量增添另一個向度。甚至，我的嚮導們曾告訴我，要利用植物的治療力，只需去觀想這種植物即可。然而，我必需承認，我對精油及其香味的愛是如此的深，並持續已久，所以很難想像工作時沒有它們，而我總是將精油及觀想一起並用。但那（譯按：有關活的植物的一些事）還是很值得知道的——如果一個人需要某種無法馬上取得的特定精油時。

要將你對有治療力的植物的直覺性了解發展到極致，冥想著活的植物的在場，是一種很好的練習。你可以這麼做來提昇你規律的靜坐，或是將其當作一個療程前的準備。如果在你的花園中可以取得適當的植物，而天氣狀況也允許，在戶外靜坐，與活生生的植物接觸，是很美的事。或者你也許可以將盆栽的植物搬入室內你常作靜坐的地方，或你給予治療的地方。僅僅花些時間安靜地坐在這植物附近，對它的能量開放，讓你自己去覺知這種植物的氣場。沈思獨屬於這種植物的美與獨特的特質，並且爲其存在於地球上而致上感謝。思索這種植物能如何幫助你或其他人，如果適當的話，祈求它來治療你自己或任何其他人。你也許可以想像這種植物被吸收到你體內，抑或你的氣場與這植物的氣場彼此融合了。

試著隨時讓正在生長中的植物出現在你靜坐或給予治療的地方。這些植物大可不必是這本書的主題：芳香植物，因爲很少芳香植物會樂於在室內生長無論多長的一段時間，而所有的綠色植物都能將其美、優雅與能量，加入你的工作中。鮮花也能達到這樣的功效，並且具有能吸收負面能量的寶貴價值。我試著常常將剪下來的花朵置於我給予治療的房間，因爲我知道，當它們凋謝，而我將它們拿開時，我也正在將那可能會在治療過程中釋放出來的負面性給帶走了。

最重要的是，每一次在你療程或靜坐接近尾聲，或無論爲什麼目的而利用了植物那獨特而珍貴的特質之後，記得要謝謝植物界朋友們的幫助。

也要留意植物所生長的土壤：那亦爲我們活生生的行星——蓋婭的一部分的土壤。在由地母那軀體中吸取滋養品後，植物使那些滋養品很容易被我們所取得，將其用作爲食物、藥品、香水、建材、織品等等。若是沒有植物，地球上的生活將不可能是現在這樣的形式。

所以在此，以一節曾使我更接近這些芬芳而具治癒性之創造奇蹟的關於活的植物的靜坐，來結束本書；現在就與你分享。

關於活的植物的靜坐

坐在你選擇要冥想的植物附近，如果可能的話，坐在戶外植物生長之處。花一些時間以慈愛的關懷來看著這個植物。注意這植物的每一個細節：這個植物的整體形狀、它的顏色、葉子與莖連結的方式，以及葉子的形狀。觸摸一片葉子，去感覺它的紋路，用你的手指輕柔地揉搓它，以便能體驗它的香味。如果這植物正盛開的話，看看那些花，看看它們的形狀、它們的顏色，以及它們如何由花蕾綻放成花的。輕柔地吸入花朵的芬芳。將你的雙手靠近這植物，並且去感受它的能場。

現在閉上你的眼睛，在心中塑造出這種植物的圖像。

試著再次去體驗與那種植物相連結的視覺、嗅覺、觸覺等所有知覺。(如果你無法重新創造出這些感覺的話，也不要煩惱——有些人覺得觀想是很困難的，而更多的人覺得憶起氣味是不可能的。堅持去做，知道僅僅試著去做，便能使你在精細層次中與那種植物更接近。)

現在感覺這種植物在你的心的層次與你融合了。爲了治療的目的，在你心中體驗這植物所散放出來的充滿愛的能量，而如果在你心中有任何需要被治療之處，允許那治療發生。

感覺這植物不斷在擴展，並且柔和地以它那充滿愛的能量充滿你整個身體。去覺知你身體任何需要治療的部分，並且允許這植物的能量以愛來充滿那個區域，使得一個療程得以開始展開。

現在感覺這株植物漸漸擴展到超出你身體之外的氣場中。感覺這植物的能場與你自己的能場合一。如果你想在這個靜坐中將治療給予他人，現在就這麼做，運用你自己及植物的氣場——現在它們已是一體的了。如果你在此刻並沒有治療的意圖，那麼就單純地浸淫在與這植物合一的感覺中。

現在，與植物合一地坐著，並且開始體驗你與蓋婭間的連結。想像根由你的腳向下生長到地球中，感覺它們穿越那黑暗而潮濕的土壤。將滋養物由你的根部向上吸收到你的身體中。感覺你的根穿越土壤，伸得愈來愈深，直到它們觸及到地球的最中央處，進入那如轉化之火般的熔岩池中。讓任何伴隨你的疼痛、疲倦、哀傷或負面能量，由你的根部流入這火中，以被轉化。由你的根部將一條金色之流吸上來，充滿你整個存在。感覺你的身體完全充滿了金色的光，並且保持著這種感覺，愛多久就多久。

逐漸地，將你的注意力回復到這植物，亦即你冥想的對象上，而再一次地，以你的內眼看到它現於你面前。向這植物的美以及其治療，獻上感謝。當你覺得準備好時，緩慢地張開雙眼，並且看著你面前的植物。

●**特別說明**：芳香療法為一種輔助療法，在使用芳香療法做治療前，必須請教醫師及專業人員。作者與出版商無法監控他人使用精油，故使用精油時，用者當審慎行事。作者與出版商不保證其使用功效或對其使用效果負責。

芳香精油心靈能量處方

作者：派翠西亞・戴維斯
審訂者：胡雅沛
譯者：盧心權
主編：羅煥耿
責任編輯：黃敏華
編輯：羅煥耿、翟瑾荃
美術設計：林逸敏、鍾愛蕾
發行人：簡玉芬
出版者：世茂出版社
負責人：簡泰雄
登記證：行政院新聞局登記局版臺省業字第564號
地址：台北縣新店市民生路19號5樓
TEL：(02) 22183277・FAX：(02) 22183239
劃撥：07503007・世茂出版社帳戶
電腦排版：辰皓電腦排版公司
印刷：長紅印製企業有限公司
初版一刷：1999年（民88）10月

Printed in Taiwan
・本書如有破損、缺頁，敬請寄回更換・

定價：280元

國家圖書館出版品預行編目資料

芳香精油心靈能量處方 / 派翠西亞 · 戴維斯(Patricia Davis)著 ; 盧心權譯. --初版. --臺北縣新店市 : 世茂, [民88]
面 ; 公分
譯自：Subtle aromatherapy
ISBN 957-529-861-6(精裝)

1. 芳香療法 2. 植物精油療法

418.52 88012602